AF349404

OBSERVATIONS

MEDICO-CHIRURGICALES

SUR LE TRAITEMENT

DES PLAYES,

ET

SUR LA SUPPURATION

DES PARTIES MOLLES.

OBSERVATIONS

DE

CHIRURGIE,

SUR LA NATURE ET LE TRAITEMENT

DES PLAYES,

Par M. CHIRAC, premier Médecin du Roi;

ET SUR LA SUPPURATION

DES PARTIES MOLLES,

Par M. FIZES, Professeur en Médecine de l'Université de Montpellier.

*TRADUITES DU LATIN EN FRANÇOIS, par M.*** Médecin.*

A PARIS,

Chés HERISSANT, rue saint Jacques,
à S. Paul, & à S. Hilaire.

M. DCC. XLII.

Avec Approbation & Privilége du Roy.

PRÉFACE.

A VOIR annoncé dans le frontispice de cet Ouvrage, que Monsieur CHIRAC est l'auteur de la Dissertation sur les Playes, dont on offre ici la Traduction, c'est presqu'avoir prouvé qu'elle ne contient rien que d'utile & d'intéressant pour quiconque a dessein de s'instruire sur la théorie de la Chirurgie, & de se former des idées claires & distinctes, qui puissent lui servir de guides sûrs & fidéles dans le traitement des maladies que la

ã iij

Médecine entreprend de guérir, à l'aide de la main.

En effet, personne n'ignore
que Monsieur Chirac étoit un
de ces génies rares qui saissis-
sent presque toujours le vrai,
& dont la Nature semble avoir
fait choix, pour leur révéler les
plus secrets mystéres de ses opé-
rations, & les charger, pour
ainsi dire, de dissiper les nua-
ges épais qui en dérobent l'ad-
mirable méchanique aux yeux
du vulgaire, même sçavant. Né
avec un esprit vif & solide tout
à la fois, il ne se contentoit pas
d'observer simplement les choses, il sçavoit encore faire usage de ses observations; & commençant par en tirer d'abord

les conséquences les plus évidentes, & qui se préfentoient comme d'elles - mêmes, il se fervoit de ces derniéres comme de nouveaux principes, qui, par les nouvelles conféquences qu'il en déduifoit naturellement, lui fournifloient les fondemens des plus belles découvertes.

Parmi plufieurs Ouvrages qui font fortis de la plume de ce grand Homme, il n'y en a point (fi l'on en excepte fon Traité des Fiévres malignes & peftilentielles dont on vient d'enrichir nouvellement la République Médicinale,) il n'y en a point, dis-je, de plus propre à faire connoître quelle étoit la justesse du raisonnement de notre Auteur, que la présente Dissertation. *Ouvrage qui, suivant le témoignage de Monsieur Fontenelle dans l'éloge qu'il a fait de Monsieur Chirac, par la solidité & l'abondance de l'instruction, se fait pardonner sans peine une grande négligence de style.*

Comme cette Dissertation est devenue fort rare, parceque n'ayant été imprimée d'abord qu'en forme de Thèse, qui fut soutenue publiquement à Montpellier, l'on n'en tira alors qu'un assez petit nombre d'Exemplaires ; j'ai crû que ce seroit rendre service aux Etudians en Médecine & en Chirurgie, que de leur procurer une nouvelle Edition de cet Ouvrage, qui, en même tems qu'il les mettra au fait d'une matiére affez importante par elle-même, pourra encore leur fournir de grandes vûes fur d'autres fujets, & leur faire fentir la néceffité qu'il y a de raifonner en Médecine & en Chirurgie, & de fe rendre raifon de tout ce que l'on y voit & l'on y fait; & combien il eft dangereux de s'abandonner à une miférable routine, le plus fouvent funefte pour les malades. C'eft ce dont l'on pourra voir des éxemples frappans dans le Chapitre dixiéme, où l'Auteur fait voir avec combien peu de raifon l'on a coutume de mêler dans les *Digestifs* la poudre de *Myrrhe* & d'*Aloës*, & où il démontre clairement de quelle conséquence il est de varier le traitement des parties gangrénées, suivant les différens dégrés de la mortification qui s'en est emparée.

Mais comme dans la Dissertation dont il s'agit, l'Auteur s'est principalement attaché aux choses, & que son style est si dur & si négligé qu'il seroit capable de rebuter plusieurs Lecteurs ; c'est ce qui m'a déterminé à entreprendre la traduction de cet Ouvrage. Voici la conduite que j'ai observée en traduisant. Je me suis attaché scrupuleusement à rendre le sens de

mon Auteur , fans m'embar-
raffer beaucoup de l'exprimer
littéralement en François , tel
qu'il étoit en Latin. C'eft ce qui
fait que dans certains endroits
je fuis entré dans un plus grand
détail qu'il n'y en a dans l'ori-
ginal ; & que dans d'autres j'ai
fupprimé le détail pour éviter
les répétitions qui font très-fré-
quentes dans le Latin , & qui
feroient plus ennuyeufes dans le
François. Je ne dois pas oublier
d'avertir ici de la liberté que
j'ai prife de changer la méthode *fynthétique* , dont l'Auteur
s'eft fervi dans l'explication des
fymptômes des Playes. Mais je
crois que l'on me pardonnera aifément un pareil changement ;

d'autant plus que personne n'ignore que dans un Ouvrage fait pour instruire, l'on doit toujours préférer la méthode *analytique*. Mais ce qui m'a surtout engagé à prendre ce parti, c'est la facilité que j'y ai trouvé à rendre, pour ainsi dire, ma traduction plus Françoise, en évitant la *monotomie* de style, s'il est permis de parler ainsi, qui régne dans l'Ouvrage Latin.

Les deux Dissertations de Monsieur FIZES sur la suppuration, que je joins ici à la suite du Traité des Playes de Monsieur Chirac, sont universellement goûtées de tout ce qu'il y a de Médecins qui pensent. Elles contiennent une théorie

théorie si saine, si solide, établie sur de si bons principes, puisqu'elle a pour fondemens une connoissance éxacte de la méchanique de l'œconomie animale, & qu'elle pose sur un grand nombre de faits de Pratique; elles sont d'ailleurs si rares, & écrites dans une langue si peu familiére à ceux qui auroient le plus de besoin de faire leur profit des excellentes instructions dont elles sont remplies, que j'ai tout lieu d'espérer que l'on ne me sçaura pas mauvais gré de les avoir traduites en notre langue.

Quelques Critiques ne manqueront pas sans doute de trouver à redire au titre de cet Ouvrage ; il leur paroîtra ridicule que l'on donne le nom d'*Observations de Chirurgie* à trois Dissertations , qui ne renferment que des généralités ; l'une sur les playes , & les deux autres sur la suppuration. Ils s'écrieront que le mot d'*Observation* en matiére de Chirurgie , est consacré pour signifier des cas particuliers de maladies ; & que l'on ne peut l'employer , lorsqu'il s'agit de matiéres purement théoriques. Quelques spécieuses que paroissent ces objections , je pourrois me contenter de répondre que ce n'est que par le conseil de très-habiles gens que j'ai hazardé un titre aussi paradoxe : mais comme une pareille solution ne seroit guéres persuasive pour quelques esprits trop prévenus en faveur de leurs propres décisions , & qu'ils ne m'en croiroient peut-être pas sur ma parole ; il faut tâcher de les convaincre par des raisons. Je remarquerai donc d'abord , que presque tout ce que Monsieur Chirac avance dans sa Dissertation , n'est fondé que sur les observations que l'on avoit faites avant lui , ou qu'il avoit fait lui-même sur les Playes. Car à commencer par le premier Chapitre qui traite de la *nature* & de la *différence* des Playes ; sur quoi portent ces différences que l'on y établit ? si ce n'est sur l'observation. Il en est de même des *accidens* des Playes dont l'Auteur fait l'expofition , & dont il donne l'explication phyfique dans le deuxiéme & le troifiéme Chapitre. Les expofés de chacun de ces *fymptômes* font autant de récits circonftanciés de ce qui s'obferve dans les playes. Les *fignes diagnoftics* & *prognoftics* , dont l'Auteur parle dans les Chapitres cinq & fix , ne fe tirent pareillement pour la plûpart, que de ce que l'on obferve, foit dans la léfion des fonctions , foit dans la qualité des matiéres qui fortent de la playe ; foit dans la nature , la forme , & l'étendûe de la playe & des inftrumens qui l'ont produit ;

ſoit dans le tempérament du bleſſé ; ſoit enfin dans le caractére des accidens qui accompagnent la bleſſure , ou qui y ſurviennent. Tout ce que l'Auteur propoſe ſur le traitement des Playes , tant ſimples que compoſées , dans le reſte des Chapitres ſuivans, eſt ſi évidemment fondé ſur l'obſervation , ou plutôt n'eſt qu'une ſuite d'obſervations que lui avoit fournies une longue & heureuſe pratique , que cela n'eſt pas capable que je penſe à démentir le titre que j'ai donné à cet Ouvrage.

Je m'en rapporte aux Lecteurs attentifs , intelligens , & impartiaux , pour juger ſi c'eſt avec moins de raifon que les Differtations de Monfieur Fizes méritent le nom d'*Obfervations*. Il n'y en a aucun, qui après une mûre réfléxion ne conviendra que chacun des articles de ces Differtations font autant *d'ob-fervations*. Ces obfervations ne font pas à la vérité détachées les unes des autres, & pour ainfi dire, ifolées; telles que font celles qui compofent nombre de Recueils, que l'on peut comparer à jufte titre, à un amas confus de matériaux de toutes efpéces, qui, s'ils étoient arrangés par quelque main habile, formeroient un fuperbe édifice.

Celles de Monfieur Fizes

tiennent toutes les unes aux autres ; & à l'aide d'un raifonne-
ment folide qui les unit , elles
concourent mutuellement à l'é-
tabliffement d'une Théorie folide & inébranlable , fans laquelle
il eft auffi impoffible à un Chirurgien de fe conduire comme
il faut dans le traitement des
playes, des tumeurs, & des ulcéres, qu'il le feroit à un Pilote
d'éviter , fans le fecours de la
Bouffole , les écueils d'une mer
dangereufe.

APPROBATION

de Monsieur WINSLOW, *Docteur, Régent de la Faculté de Médecine de Paris, Censeur Royal, & de l'Académie des Sciences.*

J'Ai lû par ordre de Monseigneur le Chancelier, le Manuscrit numero-té 871. & intitulé *Observations de Chirurgie*, &c. par M. Chirac.... & par M. Fizes.... Les originaux de ces Traités sont d'autant plus utiles au Public, qu'ils viennent de si célébres Auteurs. La Traduction m'en a paru être faite avec connoissance entiére de ces matiéres. Et je n'ai rien trouvé qui en empêche la permission d'être imprimé ; en foi de quoi j'ai signé ce sixiéme jour de Décembre 1741.

WINSLOW.

DISSERTATION

DISSERTATION
SUR LES PLAYES,

Dans laquelle on éxamine si les liqueurs aqueuses rendues détersives par des Sels, doivent être employées préférablement à tous autres médicamens sarcotiques, composés d'huiles & de graißes, pour procurer la cicatrice dans les playes, lorsqu'elles ont ceßé de suppurer.

****

CHAPITRE PRÉMIER.

De la nature & des différences des Playes.

O N entend par le mot de *Playe* en général une désu-nion, ou comme l'on dit communément, une solution de continuité quelconque dans les

A

parties du corps organiſé ; c'eſt cependant un uſage reçu parmi les Médecins de n'appeller du nom de *playes* que les ſolutions de continuité qui arrivent dans les parties molles, & ſpécialement celles qui ſont produites par l'action de corps durs & peſans, jettés, lancés, ou appliqués aux parties molles du corps de toute autre façon capable d'en détruire l'union. C'eſtpourquoi l'on a exclu du nombre des playes toutes les diviſions des parties molles, qui ont pour cauſe le mouvement inſenſible des liqueurs renfermées dans le corps même, ou qui ſont occaſionnées par l'application extérieure de quelques liqueurs corroſives, & on leur a donné le nom d'*Ulcéres*.

La différence de la méthode qu'il faut employer dans le traitement des playes & dans celui des ulcéres, nous fait voir que ce n'est pas sans fondement que les premiers Auteurs de la Chirurgie ont distingué les unes d'avec les autres ; c'est par la même raison qu'ils ont mis une distinction entre la solution de continuité qui arrive aux parties solides du corps humain, c'est-à-dire, aux os, & entre les playes & les ulcéres des parties molles ; car quoiqu'elle dépende également des mêmes causes, elle éxige néanmoins un traitement bien différent. Sur ce principe nous appellerons *playe,* avec les Anciens, toute solution de continuité des parties molles du corps humain produite par l'impulsion de corps durs & pesans ; & nous lui donnerons le nom d'*ulcére,* lorsqu'elle aura été occasionnée par l'action de liqueurs renfermées dans le corps même. Nous nous servirons du nom général de *fracture,* pour signifier la division des parties solides causée par le choc de corps durs, & nous nommerons *carie* la folution de continuité que les humeurs devenues acres & corrofives auront produit dans les os.

Comme les playes dont nous entreprenons de traiter ici, tant par rapport à la théorie qu'à la pratique, ont des formes diffé-rentes, à raifon des corps qui les ont caufé; ou pour mieux dire, comme ces corps agiffent diffé-remment pour produire la défu-nion des parties molles; il ne fera pas hors de propos de rapporter quelques différences effentielles que l'on remarque dans les playes. En effet, ou les playes ont été fai-tes par des inftrumens tranchans ou pointus, qui occafionnent la divifion des parties en agiffant comme un coin : nous appellerons ces fortes de playes *incifions* ou *picquûres*. Ou bien les playes ont été faites par des corps qui ne font ni pointus ni tranchans , mais qui n'agiſſant que par leur maſſe , & étant pouſſés avec viteſſe contre les parties molles , les compriment fortement ſuivant la ligne de direction du mouvement qu'ils ont reçu , & rompent ainſi l'adhéſion & la cohérence qu'elles avoient avec leurs voiſines : nous donnerons à ces playes le nom de *meur-triſſures* ou de *contuſions ;* telles ſont celles qui ſont faites par des armes à feu , ou par des coups de pierre, de bâton , &c.

La différence des playes ne ſe tire ſeulement pas de celle des inſtrumens qui les ont fait , mais encore de celle des parties qu'ils ont bleſſés ; car il y a des playes qui paroiſſent à la vûe , & ſont en effet plus ſimples ; d'autres plus compoſées ; & les unes & les au-tres demandent des remédes dif-férens : c'eſtpourquoi nous diſtin-guerons les playes en *ſimples* & cr

compofées. Nous établirons trois efpéces de playes fimples. La *premiére*
fera de celles où les parties font
feulement ou picquées, ou coupées, ou contufes. La *feconde* com-
prendra celles où il n'y a que la
peau d'entamée, ou dans lefquelles fuppofé qu'elles pénétrent plus
avant, il n'y a aucune déperdition
de fubftance , ni d'ouverture de
gros vaiffeaux. Enfin la *troifiéme*
efpéce de playe fimple , fera de
celles qui ne font accompagnées
d'aucun fâcheux fymptôme. Nous
établiffons pareillement trois claf-
fes de playes compofées. Dans la
premiére, les parties font ou picquées
& coupées tout à la fois , ou même encore contufes & meurtries.
Dans la *feconde* , non-feulement la
peau eft entamée , mais il y a encore plus ou moins de déperdition
de fubftance , où il fe trouve quelque gros vaiffeau , quelque nerf ,
ou quelque tendon d'intéreffé. La

troisiéme ·& derniére classe des playes composées, est de celles qui sont faites par un instrument envénimé, ou qui sont accompagnées de symptômes fâcheux, comme d'inflammation, de grande douleur, de démangeaison, de cuisson, &c.

CHAPITRE SECOND.

Des symptômes des Playes.

I.

Comme les parties molles ne peuvent pas être coupées, que les vaisseaux qui en composent la tissure ne le soient aussi, & par conséquent qu'ils ne laissent échapper le sang qui coule dans leur cavité ; l'on voit évidemment pourquoi les playes faites par incision sont accompagnées d'hémorrhagie. Et comme la quan-

tité du ſang qui aborde aux parties, ou qui en revient par les vaiſſeaux , eſt proportionnée (toutes
choſes égales) au diamétre de ces
vaiſſeaux ; il s'enſuit que plus les
vaiſſeaux coupés ſeront gros , plus
l'hémorrhagie ſera conſidérable.

I I.

Dans les playes faites par contuſion, l'épanchement du ſang n'eſt
jamais ſi abondant que dans celles
qui ſont faites par picquûre ou par
inciſion : la raiſon de cette différence vient de ce que les vaiſſeaux n'étant point coupés dans
les contuſions , mais étant rompus
& déchirés , leurs extrémités ne
demeûrent pas entiérement ouvertes ; car ayant été meurtries,
froiſſées , briſées , & pour ainſi
dire cautériſées par l'impétuoſité
des corps qui les ont frappé , elles
ſe ſont contracté & reſſerré de maniére que le ſang ne trouve pas la
même facilité à s'échapper par

leurs orifices, que par ceux de vaif-
féaux bien ouverts, & qui ont
confervé leur diamétre naturel.

I I I.

'Les parties molles ne peuvent
être coupées, picquées, ou contufes, fans que les nerfs qui
entrent dans leur tiffure, ne foient
fortement comprimés : or les nerfs
ne fçauroient être comprimés, agités, ou tiraillés, qu'il n'arrive auffitôt un reflux impétueux vers le
cerveau du fuc nerveux qu'ils contiennent, & que la fubftance médullaire de ce vifcére n'en foit violemment ébranlée, & même que
la partie de cette fubftance vers
laquelle fe fait le reflux ne foit en
danger de fouffrir une folution de
continuité, ce qui eft la véritable
caufe de tout fentiment douloureux ; l'on comprend donc par-là,
que les incifions, les picquûres, &
les contufions doivent être accompagnées de douleur. Cette dou-

A v

leur est plus ou moins vive, suivant que les nerfs des parties blessées sont plus ou moins tendus ; car il est constant que plus les fibres nerveuses ont de tension & d'élasticité, plus elles sont susceptibles des agitations & des vibrations qui leur sont communiquées par l'action des corps qui font effort sur elles : d'où il arrive que les esprits animaux refluent avec plus de force & de vitesse vers leur source, & produisent ainsi une douleur plus aiguë. C'est par cette raison que les playes des tendons, des membranes, des ligamens, ou même des tégumens, sont beaucoup plus douloureuses, que celles des muscles & des glandes ; le tissu nerveux de ces dernières parties étant beaucoup plus lâche, que celui des premières.

I V.

Dans les picquûres & dans les incisions, les lèvres de la playe

& les parties voisines se gonflent & se tuméfient nécessaire-
ment par les raisons suivantes.
Aussitôt qu'une partie a été pic-
quée ou coupée , non-seulement
les fibres nerveuses , mais encore
les vaisseaux qui la composent &
qui ont été coupés, se retirent par
leur ressort naturel , se racourcis-
sent, se froncent, & prennent aux
environs des lévres de la playe un
arrangement différent de celui
qu'ils avoient dans l'état naturel ;
ce qui fait qu'ils gênent & compriment les vaisseaux voisins ; & en
conséquence forment un obstacle
à la liberté de la circulation du
sang & de la lymphe dans les lévres de la playe : de-là il arrive
que la quantité de sang & de lymphe qui devoient se porter naturellement dans les vaisseaux qui
sont froncés & retirés , aussi-bien
que dans ceux qui sont comprimés, n'y trouvant plus un libre

passage, reflue dans les vaisseaux lymphatiques & sanguins du voisinage ; & augmentant le volume des liqueurs qui y sont déja contenues, force leur diamétre, les distend, les gonfle & les tuméfie, & par une suite nécessaire, les lévres de la playe & les parties d'alentour.

De plus, les vaisseaux vasculeux qui se trouvent dans les lévres même de la playe, ou aux environs, étant distendus, doivent comprimer ceux qui leur sont voisins, ou du moins leurs productions, & offrir ainsi une résistance au sang qui est poussé vers les lévres de la playe ; d'où il est aisé de comprendre comment le retour du sang par les veines étant interrompu, sans qu'il cesse pour cela d'en aborder continuellement de nouveau par les artéres, comment, dis-je, tous les plexus vasculeux des environs des lévres

.de la playe se gonflent, & forment une tumeur qui gagne de proche en proche, & s'étend jusqu'à des parties fort éloignées de la playe même.

Cette tumeur est accompagnée de chaleur, de rougeur, de pulsation, de fiévre ; & par conséquent d'inflammation, puisque celle-ci consiste dans la réunion de tous ces accidens. Pour trouver la cause de tous ces symptômes, il suffit de faire attention que le sang qui séjourne dans les bords de la playe & aux environs, laisse échapper insensiblement les parties les plus subtiles & les plus mobiles qui lui donnoient sa fluidité ; qu'ainsi devenu plus épais, les parties salines qu'il contient sont rapprochées les unes des autres, & forment des molécules plus grossiéres, ce qui arrive aussi aux parties sulphureuses. D'un autre côté, les esprits animaux sont

déterminés à couler avec d'autant-
plus d'abondance vers la partie
souffrante, qu'ils en ont été repoussés plus violemment vers le
cerveau : ces esprits étant ainsi
portés en grande quantité dans la
cavité des vaisseaux sanguins &
lymphatiques, se mêlent aux humeurs qui y sont arrêtées & épaissies ; & comme autant de petits
coins extrémement mobiles, ils
les agitent, & les mettent dans
un mouvement de fermentation
d'autant plus violent, que ces parties fermentatives ont acquis plus
de masse (s'étant réunies plusieurs
ensemble par leur séjour) qu'elles
n'en avoient dans l'état naturel.
Or la chaleur ne dépend que du
mouvement des parties fermentatives embarrassées dans des parties sulphureuses ; & plus le mouvement de ces parties est violent,
plus aussi la chaleur est grande : il
n'est donc pas étonnant que les

parties fermentatives du sang qui séjourne dans les lévres d'une playe, étant agitées beaucoup plus rapidement qu'elles ne l'étoient avant la blessure, excitent un sentiment fâcheux de chaleur vive & brûlante.

C'est de ce même mouvement de fermentation que dépend en partie la rougeur des lévres de la playe ; je dis en partie , car la plus grande abondance du sang qui y aborde y entre aussi pour beaucoup ; puisqu'il n'y a que les parties qui sont arrosées de sang qui paroissent rouges. Pour revenir à la fermentation , il est certain que plus elle est grande , plus elle écarte les globules rouges du sang les uns des autres ; & que par conséquent ceux-ci présentant plus de surfaces aux rayons de lumiére , en réfléchissent aussi un plus grand nombre. Mais comme personne n'ignore que la vivacité d'une couleur ne dépend que du plus grand nombre de rayons qui font réfléchis, l'on voit par-là comment le plus grand degré de fermentation qui arrive au fang arrêté dans les lévres d'une playe & dans les parties voifines, doit rendre la couleur rouge de ces parties plus vive.

Pour ce qui eft de la pulfation douloureufe qui fe fait fentir dans les lévres de la playe, & aux environs, c'eft une fuite néceffaire de l'obftruction ou de la compreffion des rameaux artériels qui s'y diftribuent : car le fang abordant continuellement par les gros troncs d'artéres, & ne pouvant continuer librement fa route dans leurs ramifications, il s'accumule dans ces troncs, & les diftend ; les parois artériels ainfi diftendus, fouffrent un nouveau degré d'extenfion à chaque contraction du cœur, & battent plus fortement que de coutume ; ce battement violent ébranle & donne des fecouffes alternatives au fang qui eft engorgé dans les vaiffeaux des lévres de la playe & des parties voifines, & par conféquent excite une douleur qui n'eft point continüe, mais qui fe fait fentir par reprife, & à chaque pulfation des artéres.

Enfin la fiévre fe joint à tous ces accidens, parceque le fang arrêté dans les bords & dans les parties voifines de la playe, ne peut fermenter plus violemment, fans que plufieurs de fes parties ne fe faffent paffage par le moyen de quantité de petits vaiffeaux de communication, dans les veines qui ne font ni comprimées ni engorgées, & que de-là elles ne foient portées au cœur avec le fang qui y retourne. Ce mélange de parties fermentatives avec la maffe du fang doit altérer le mouvement de fermentation qui lui est naturel , & doit l'augmenter au point, que toutes les fonctions de l'économie animale en seront dérangées : or c'est ce mouvement-là même qui constitue l'essence de la fiévre.

V.

Il y a des playes qui deviennent œdemateuses , c'est-à-dire , ausquelles il survient une enflure molle , transparente , insensible , & qui lorsqu'on la presse avec le doigt en conserve l'impression pendant quelque tems. Cet accident arrive dans les sujets dont le sang contient naturellement beaucoup de sérosité ; car un sang ainsi constitué ne peut pas séjourner aux environs des bords d'une playe , que la grande quantité des parties aqueuses dont il est chargé , ne se sépare d'avec la partie rouge , ne s'échappe , & ne s'extravase à travers les tuniques des vaisseaux. Ainsi cette sérosité étant extra-

vasée se répand çà & là, abbreuve
pour ainsi dire , & imbibe le tissu
des bords de la playe & des parties voisines, quelque serrées &
tendues qu'elles soient d'ailleurs.
Lors donc que l'on comprime des
parties ainsi relâchées & amollies,
il ne faut pas s'étonner qu'elles
résistent si peu à l'impression des
doigts ; mais qu'au contraire elles
leur cédent & en retiennent les
vestiges jusqu'à ce qu'elles ayent
eu le tems de reprendre leur état
naturel. Ces mêmes parties deviennent aussi transparentes ; puisqu'é-
tant déja naturellement blanches
par elles - mêmes , elles offrent
encore par l'écartement de leurs
fibres élémentaires les unes des
autres une entrée plus facile aux
rayons de lumiére qui les viennent frapper. Enfin , elles ne sont
presque pas sensibles ni douloureuses : car les extrémités des nerfs
qui s'y distribuent sont aussi relâ-

chées par la sérosité qui les inon-
de ; ce qui produit l'extravasation
des esprits animaux hors de leur
réceptacle naturel ; & par conséquent en empêche le reflux vers
le cerveau , d'où cependant dépend entiérement la sensibilité des
parties.

V I.

Dans les personnes qui ont naturellement le sang acre & bouillant , les playes sont accompagnées d'érysipéle , c'est - à - dire ,
que la tumeur des bords de la
playe est moins élevée , & plus
superficielle ; mais en même tems
elle est plus rouge , plus enflammée , plus douloureuse , elle excite
un sentiment plus vif de chaleur ,
& comme de brulure , & il se
forme dessus assez souvent de petites vessies , qui contiennent une
sérosité fort acre. La qualité particuliére du sang de ces sortes de
sujets , est la seule cause de tous

ces accidens : car il est hors de doute que plus les principes du sang sont exaltés & dans un grand mouvement , moins ce fluide est disposé à perdre sa fluidité ; d'où il suit que venant à rencontrer un obstacle aux environs des lévres d'une playe, il doit s'échapper plus aisément par le moyen des vaisseaux collatéraux dans les troncs veineux ; & par-là s'accumuler en moins grande quantité dans les raiseaux vasculeux qui se distribuent aux environs de la playe : par conséquent la tumeur qu'il formera aura un très-petit volume. Il est pareillement incontestable qu'un sang tel que celui dont nous parlons, doit fermenter avec bien plus de force , que ne le feroit un sang plus onctueux & plus balzamique : ainsi la chaleur qui se fait sentir dans les playes étant proportionnée , comme nous l'avons fait voir ci-dessus, au degré

de fermentation du sang ; c'est
une conséquence nécessaire qu'en
même tems que la tumeur est plus
superficielle, elle soit aussi accompagnée d'une plus grande chaleur.
C'est encore par la même raison,
qu'elle est plus douloureuse : car
plus la fermentation du sang est
violente, plus aussi est grande la
force avec laquelle les particules
salines & acres qu'il contient sont
poussées contre les parois des vaisseaux ; d'où s'ensuit une irritation
plus vive & plus sensible. Enfin la
sérosité de ce même sang chargée
de parties salines, & très-dispo-
sées à fermenter, venant à s'épancher sur le corps mucqueux, & s'y
accumulant peu à peu, détachera
insensiblement par son volume &
par son mouvement de fermentation & de raréfaction l'Epi-derme
d'avec la peau, la soulevera dans
différens endroits, & y formera
de petites vessies, (c'est-à-dire,

des Phlycténes) que nous avons
dit survenir quelquefois dans les
playes.

VII.

L'on observe dans les playes
faites par des instrumens contondans tous les mêmes symptômes,
que ceux qui accompagnent les
playes faites par incision ; car tout
ce qui est capable d'empêcher le
mouvement du sang & de la lymphe dans les lévres d'une playe,
comme le font le desséchement &
le froissement qu'ont souffert les
vaisseaux dans une contusion, doit
produire tous les accidens que nous
venons de rapporter.

VIII.

Dans les playes qui font fort
douloureuses les malades font travaillés d'insomnies par la raison
suivante. Tout le monde sçait
que la *veille* ne dépend que de
la tension des tuyaux de la substance médullaire du cerveau &

des nerfs qui en partent , pour se
distribuer aux organes du sentiment & du mouvement ; que cette tension ne dépend à son tour
que du mouvement continuel des
esprits : l'on comprend donc que
tout ce qui sera capable d'agiter ,
& de mettre en mouvement les
esprits animaux qui sont contenus dans la substance médullaire
du cerveau , & de les déterminer
à en parcourir tous les détours , &
à couler dans tous les nerfs du
corps , produira cette tension si
nécessaire pour tenir les sens ,
tant externes qu'internes, dans un
éxercice continuel. C'est précisé-
ment ce que fait une violente douleur par le reflux des esprits animaux qu'elle occasionne des parties souffrantes vers le cerveau.

I X.

Ce même reflux des esprits
animaux peut nous servir à expliquer pourquoi dans les playes
extrémement

extrémement douloureuses , toutes les parties sont plus sensibles
qu'à l'ordinaire ; il est certain que
la sensibilité des parties ne dépen-
dant que de leur tension , plus la
tension sera grande , & plus grande aussi sera la sensibilité : il est
pareillement constant que la tension des parties est d'autant plus
grande , que les esprits animaux
se portent en plus grande abondance dans les nerfs qui s'y distribuent. Or le reflux des esprits animaux qui se fait d'une partie souffrante vers le cerveau où ils se
filtrent , les détermine à couler
plus abondamment dans les autres
parties : c'est ce qu'on ne peut révoquer en doute ; car il est évident que les esprits animaux ne
peuvent refluer , qu'ils ne repoussent vers leur source tous les cou-
rans d'autres esprits qu'ils rencontrent sur leur route , & qu'ils ne
les obligent de se détourner , &

B

d’aller grossir la quantité de ceux qui se portent dans d’autres parties, ce qui ne peut se faire sans qu’ils n’augmentent aussi la vitesse de leur mouvement.

X.

Cette plus grande abondance d’esprits animaux qui sont poussés vers les parties dans les playes fort douloureuses, est la cause qui allume la fiévre dans ces sortes de playes ; car comme nous l’avons fait voir ci-dessus, la fiévre ne consiste que dans l’augmentation de la fermentation du sang : & rien n’est plus propre à produire cette augmentation, qu’une plus grande quantité d’esprits portés dans le sang ou dans la lymphe, par le moyen des veines ou des vaisseaux lymphatiques, qui les reprennent des extrémités des parties lorsqu’ils y sont parvenus,

X I.

La douleur dans les playes est quelquefois si aigüe, qu'elle occasionne le délire ; ce qui arrive par l'agitation extraordinaire des esprits, qui étant repoussés vivement vers le cerveau, se portent irréguliérement çà & là, & retracent tout à la fois les impressions que plusieurs objets différens ont imprimé dans différentes parties de ce viscére : d'où s'ensuit une confusion d'idées vagues & mal arrangées; lesquelles s'offrant toutes ensemble à l'ame, donnent lieu aux jugemens faux & absurdes qu'elle forme.

X I I.

Les mouvemens convulsifs, soit de tout le corps, soit seulement de quelques-unes de ses parties, sont encore un autre symptôme que la douleur violente attire assez ordinairement dans les playes : ce qui ne doit pas paroître extraordinaire , ayant vû par tout ce que nous avons dit jusqu'ici , qu'un des effets de la douleur est de produire l'irrégularité du mouvement des esprits , & étant convaincu d'ailleurs que les mouvemens convulsifs , qui ne font autre chose que des contractions involontaires de différens muscles , ne reconnoissent point d'autre cause que le cours précipité & irrégulier des esprits animaux. Et comme les playes des nerfs & des tendons font accompagnées de douleurs beaucoup plus vives & aigües que celles des parties charnues ; il est facile de comprendre pourquoi la fiévre , le délire, & les mouvemens convulsifs arrivent plus fréquemment dans les premiéres que dans les derniéres.

XIII.

La douleur dans les playes est quelquefois si grande, que le malade tombe en défaillance & en

syncope. Pour trouver la raison
de cet accident, il faut faire réfle-
xion que la défaillance & la syncope viennent de ce que les esprits
ne coulent qu'avec peine, ou même cessent de couler entiérement
dans les parties ; ce qui dépend
quelquefois de la contraction du
cœur qui se fait trop foiblement,
ou même point du tout. Cela posé,
voici la méchanique par laquelle
la douleur poussée jusqu'à un certain point, peut causer une syncope. Les esprits déterminés alors
en grande abondance vers les parties, font cause que les fibres nerveuses qui les composent se contractent fortement : cette forte
contraction exprime le sang & la
lymphe des extrémités de leurs
vaisseaux, & les chasse promtement dans les veines : par-là la
vitesse & la quantité du sang qui
retourne à l'oreillette & au ventricule droits du cœur, se trouvent

augmentées conſidérablement ;
l'oreillette & le ventricule droits
accablés , pour ainſi dire , par le
volume du ſang , ſe diſtendent
outre meſure , & reſtent ainſi diſtendus ſans pouvoir ſe contracter,
& fournir au ventricule gauche le
ſang qui lui eſt néceſſaire pour
en faire la diſtribution dans le cerveau & dans toutes les autres parties du corps : le cerveau ne recevant plus que très-peu de ſang , la
ſécrétion des eſprits animaux diminue ou ceſſe bien vîte ; la diſtribution ne s'en fait plus qu'imparfaitement dans les parties ; celles-
ci privées d'un fluide qui faiſoit
toute leur force , tombent dans
l'inertie & dans la relâchement , &
par une ſuite néceſſaire l'animal
tombe en défaillance.

X I V.

Il pourra même arriver quelquefois que cette diſpoſition à
la foibleſſe , occaſionnée par la

violente douleur d'une playe, excite le vomissement des matiéres
renfermées dans l'estomach ; &
voici comment. Le ventricule, suivant ce que nous avons établi
dans l'article précédent , reçoit
moins d'esprits animaux dans une
pareille disposition ; par conséquent le ferment nécessaire à la
digestion est moins actif, les alimens ou leurs restes ne font ni
dissous ni broyés comme il faut ;
ils forment une liqueur épaisse ,
dont les parties font grossiéres ; &
qui frappant par leurs masses salines les parois extrémement sensibles du viscére qui les renferme,
causent un sentiment d'anxiété &
de douleur dans la région de l'estomach , une véritable Cardial-
gie : de-là les esprits font repoussés avec force du ventricule vers
le cerveau ; d'où par une suite nécessaire des mouvemens sympati-
ques qui s'observent entre les dif-

férentes parties du corps , ils sont renvoyés dans les nerfs du Diaphragme & des muscles de l'Abdomen : ces muscles entrant dans de violentes contractions , compriment le ventricule ; & le pressant de toutes parts , obligent les liqueurs qu'il renferme, à s'échapper promtement par toutes les ouvertures qu'elles rencontrent sur leur chemin. Ainsi le ventricule ayant deux orifices, un supérieur, l'autre inférieur , les matiéres seront chassées avec force par l'un & par l'autre ; avec cette différence , que le Pylore ou l'orifice inférieur étant d'un plus petit diamétre que le supérieur , la plus grande partie des liqueurs contenues dans l'estomach sera repoussée dans l'Œsophage , pour être ensuite rejettée par la bouche ; c'est ce que l'on nomme *vomissement.*

CHAPITRE III.

Où l'on continue d'expliquer les symptômes des Playes.

X V.

COmme tous les symptômes, dont nous avons parlé jusques ici, tels que la Fiévre, le Délire, les Mouvemens convulsifs, la Chaleur, la Rougeur, & la Pulsation douloureuse des parties blessées, ne sont produits que par le mouvement de fermentation contre nature, dans lequel le sang entre à l'occasion d'une playe ; il est aisé d'expliquer pourquoi tous ces accidens augmentent quelques jours après que le malade a été blessé. C'est toujours une suite de l'épanchement du sang hors des vaisseaux des bords de la playe, ou de son séjour, & de sa coagu-

B v

lation dans les différens raiseaux superficiels formés par ces vaisseaux : car les parties fermentatives de ce sang, venant à se rapprocher les unes des autres par la dissipation qui se fait des parties les plus volatiles dans lesquelles elles étoient étendues, elles forment des molécules plus grossiéres ; & par conséquent en fermentent d'autant plus vivement. Or plus la fermentation du sang est violente, plus il se raréfie, plus il occupe d'espace dans les vaisseaux ; ce qui, en distendant & en tiraillant les fibres élémentaires, irrite & ébranle les filets nerveux qui se distribuent aux lévres de la playe, & occasionne par-là un reflux plus impétueux des esprits vers le cerveau ; & par conséquent excite une douleur plus aigüe ; d'où s'en suivent tous les symptômes mentionnés.

XVI.

Le sang qui séjourne dans les playes, acquiert au bout de quelques jours plus de consistance qu'il n'en avoit ; il perd sa couleur rouge, & se change en une liqueur lymphatique d'un blanc sale, que l'on nomme du *Pus*. Cette métamorphose reconnoît encore pour cause le mouvement de fermentation, qui arrive au sang arrêté dans les bords de la playe ; car les parties volatiles, tant salines que sulphureuses, étant dissipées par ce mouvement, les autres parties du sang forment une liqueur épaisse : de plus la violence de ce mouvement brise, atténue, dissoud, & dissipe même la partie globuleuse du sang, de laquelle il tient sa couleur rouge ; ainsi il ne reste plus qu'une humeur lymphatique, dont les parties étant plus rapprochées par la dissipation des parties séreuses, elle paroît sous la forme d'une liqueur épaisse qui n'est plus grumelée comme étoit le sang ; mais d'une consistance égale, d'une couleur blanchâtre, qui est en un mot de véritable pus.

XVII.

Comme le sang retenu dans les extrémités des vaisseaux des lévres d'une playe, ne peut pas se changer en pus, que le mouvement extraordinaire de fermentation qui a produit ce changement, n'applique fortement contre les parois des vaisseaux plusieurs parties salines qu'il a dégagées des guaines, pour ainsi dire, qui les enveloppoient ; ces parties, comme autant de petits coins ou de limes, détruiront & rongeront le tissu des vaisseaux : par conséquent, suivant la définition que nous avons donné d'un Ulcére, toute playe dont les bords enflammés viendront à suppurer, se changera en ulcére.

XVIII.

Les playes faites par contufion tombent affez fouvent en mortification , ce que les Grecs appellent *Gangréne* ou *Sphacéle* , qui ne différent l'un de l'autre que du plus ou moins ; la gangréne étant le premier dégré de mortification , & le fphacéle le dernier. Quelques réfléxions fur ce qui fe paffe dans ces fortes de playes , vont nous découvrir pourquoi elles fe terminent de cette maniére. Les vaiffeaux & les nerfs qui fe diftribuent dans une partie , ayant été brifés , froiffés & meurtris par un inftrument contondant , le cours ordinaire des efprits animaux dans les nerfs de ces vaiffeaux , & leur mélange avec le fang qu'ils renferment , eft interrompu ; la fermentation naturelle du fang qui n'étoit entretenue que par cet abord continuel des efprits , & qui eft fi néceffaire pour lui procurer

une difposition particuliére, qui le
rende propre à toutes les fonctions
qu'il doit éxercer tant qu'il circule librement ; cette fermentation, dis-je, cesse entiérement, &
se change en un mouvement de
corruption qui transforme le sang
en une sanie épaisse, toute différente du Pus. Outre cela, les parties salines les plus fixes de ce sang
ainsi corrompu, étant dépouillées
des autres parties salines plus volatiles & plus sulphureuses qui les
enveloppoient dans l'état naturel,
& qui en émoussoient l'action, deviennent en état de ronger les vaisseaux & la subftance des parties
voifines ; & cela non pas de même
que le feroient des liqueurs corrofives, mais comme un cautére qui
brûle & dessêche, faifant évaporer les parties les plus subtiles à
mefure qu'il détruit les parties folides, & ne laiffant après lui que
les parties terreufes & sulphureu-

fes les plus maſſives. Par tout ce qui
vient d'être expliqué , l'on comprend comment la corruption du
ſang arrêté dans une playe faite
par contuſion brûle , pour ainſi
dire , les vaiſſeaux & le tiſſu des
bords de la playe ; cette eſpéce de
brûlure criblant d'une infinité de
petits trous les parties ſur leſquelles elle a agi , c'eſt une néceſſité
que les rayons de lumiére étant
abſorbés comme dans autant de
vuides , ne ſoient point réfléchis ,
& qu'ainſi la partie bleſſée paroiſſe
noire. Il eſt aiſé d'ailleurs de concevoir que des parties deſſéchées
comme nous venons de le dire ,
perdent leur reſſort naturel , &
deviennent inhabiles à remplir aucune de leurs fonctions ordinaires; c'eſt-à-dire , qu'elles ne reçoivent plus de nourriture , qu'elles
deviennent inſenſibles; enfin, qu'elles ſont mortes ou preſque mortes : tous ſignes qui dénotent la

préfence de la Gangréne ou du Sphacéle.

XIX.

Les playes faites par contufion ne font pas les feules fujettes à fe terminer par la gangréne ; la même chofe arrive à toutes les autres playes de quelque maniére qu'elles ayent été faites , lorfqu'elles font accompagnées d'une grande inflammation , laquelle produit pour - lors fur les nerfs le même effet qu'y produiroit une contufion. Car le fang qui gonfle & diftend fortement les vaiffeaux , comprime les nerfs qui leur font entrelacés : de-là s'enfuit l'interruption du cours des efprits animaux dans ces nerfs ; & par conféquent la perte du fentiment, & la ceffation des autres fonctions dans les parties aufquelles ils fe diftribuent : de-là auffi la putréfaction que contracte le fang qui féjourne dans les bords de la playe, & fon chan-

gément en une humeur épaisse &
corrosive, qui ronge & cautérise la
substance des parties , & y attire
une entiére mortification.

XX.

Il est assez ordinaire de voir
survenir une *Diarrhée*, lorsque les
playes suppurent ou commencent
à suppurer. Ce flux de ventre est
produit par la résorption des parties salines & acres du pus dans les
vaisseaux sanguins. Ces sortes de
parties mêlées avec le sang , le
dissolvent & le font tomber en
colliquation ; c'est-à-dire , qu'elles
le réduisent en une sérosité plus ou
moins saline, selon le plus ou moins
d'acreté du pus qui s'est formé
dans la playe. Le sang ainsi dissous
se porte dans les intestins , organes
naturellement destinés à filtrer une
pareille sérosité âcre & saline ; il
en augmente la sécrétion : par-là
les fibres intestinales sont irritées
plus vivement , & obligées de se

contracter plus fortement & plus fréquemment pour chasser les ex-cremens , & avec eux cette même sérosité saline qu'ils ont séparé ; d'où s'ensuit une Diarrhée.

Cette diarrhée est quelquefois bilieuse : car le pus repompé dans les vaisseaux peut non-seulement dissoudre la partie lymphatique du sang , mais aussi la bile qui y est mêlée , & lui communiquer plus d'acreté. Celle-ci devenue plus flui-de & plus stimulante, se sépare en plus grande quantité ; & coulant plus abondamment que de coutu-me dans l'intestin *Duodenum* , elle augmente par son irritation le mouvement péristaltique des in-testins : par-là elle est déterminée plus promtement vers le *Rectum* ; & se mêlant avec la sérosité , & lui communiquant une couleur jaune , elles sont chassées ensem-ble hors du corps , sous le nom de *Diarrhée bilieuse.*

XXI.

Dans les playes fort douloureuses telles que sont celles des
tendons , des nerfs , des articulations , soit qu'elles ayent été faites par contusion , soit qu'elles
ayent été faites par incision , l'on
ressent par tout le corps des *hor-*
reurs & des *frissons* , qui sont quelquefois suivi d'une fiévre violente
& aigüe , accompagnée de délire ,
de soif ardente , de vomissement ,
& de mouvemens convulsifs. Tous
ces accidens sont autant de suites
du chagrin & de la tristesse , qui
s'emparant d'un malade qui souffre beaucoup, rallentissent le cours
des esprits animaux vers l'estomach : de-là les alimens sont mal
digérés , & se changent en un chyle acide ou salé-acide , qui étant
mêlé avec le sang , l'épaissit &
diminue son mouvement naturel
de fermentation ; de-là par conséquent le réfroidissement des par-

ties extérieures du corps chaque fois que le malade prend des alimens , puisque la chaleur ne dépend entiérement que de la fermentation du sang.

De plus, ces parties acides ou salées-acides du chyle , qui produisent l'épaississement du sang, en embarrassant ses parties sulphureuses , dans lesquelles elles sont engagées par une de leur pointe , nagent dans la sérosité de ce même sang par leur pointe opposée qui est libre : d'où l'on voit qu'elles ne peuvent pas être emportées par le courant de la circulation, qu'elles ne blessent & n'irritent les fibres nerveuses qu'elles choqueront ; & ainsi qu'elles ne causent un sentiment fâcheux, comme de picquûre ; d'où s'ensuivront autant de reflux d'esprits animaux vers le cerveau, qui seront déterminés en plus grande quantité , mais irréguliérement , vers d'autres par-

ties , & produiront des contractions auffi irréguliéres dans différens muscles , & comme des efpéces de tremblement dans les parties, qui eft ce qu'on appelle des
friffons.

Ce n'eft pas tout ; ces mêmes
parties acides ou falées-acides engagées dans les parties fulphureu-
fes du fang , & nageant dans la
férofité, rencontrent à la fin après
plufieurs circulations répetées les
parties falines acres qui y font
confondues depuis long-tems : or
ces principes ne fçauroient fe rencontrer, qu'ils ne fermentent ; &
cela d'autant plus fortement, qu'ils
ont plus de maffe que n'en ont naturellement les particules fermentatives du fang : par conféquent la
fiévre fuccédera bientôt à *l'hor-
reur* & au *friffon* qui accompagnent
les playes douloureufes.

XXII.

Dans les playes dont nous venons de parler, le foye s'enflamme quelquefois, & l'on apperçoit tous les signes de cette inflammation, comme la douleur & la tension de l'hypochondre droit, une fiévre ardente, le délire, une soif intarissable, & un abcès dans la partie même. Tout cela arrive, parceque le chyle mal conditionné & aigre, comme nous l'avons dit, épaissit non-seulement le sang, mais encore toutes les humeurs récrémentitielles ; surtout celles qui sont grasses & visqueuses, telle qu'est la bile : d'où s'ensuit l'obstruction du pore biliaire, dont les ramifications étant distendues compriment les vaisseaux sanguins qui leur sont proches, & opposent par cette compression une grande résistance au sang, qui abordant continuellement, rompt enfin les vaisseaux qui refusent de lui donner passage ; & s'épanchant dans toute la substance du foye, s'échauffe par son séjour, & forme une tumeur inflammatoire dans ce viscére.

CHAPITRE IV.

Du Diagnostic des Playes.

QUoique les playes se fassent assez connoître d'elles-mêmes, & qu'on découvre aisément l'endroit de la peau qui a été blessé; il est cependant difficile, surtout dans celles qui sont faites par des instrumens pointus ou par des armes à feu, d'en déterminer l'étendûe, & quelles sont les parties qui sont endommagées : car plus la blessure faite par un coup d'épée ou par une bale de mousquet est profonde, & plus il est difficile de s'assurer de la grandeur de la playe, & des parties blessées. En

effet, d'abord l'on est en doute si
la blessure a pénetré dans l'intérieur de quelque cavité, comme
celle du bas ventre, de la poitrine, de la tête, & si les viscéres
qui y sont renfermés sont blessés,
ou non. Cependant comme il est
absolument nécessaire de connoî-
tre tout cela pour juger du caractére, de la grandeur, & du danger d'une playe; la premiére chose que l'on doit faire lorsqu'on est
appellé auprès d'un blessé, est
d'éxaminer dans quelle partie est
la playe, & si elle est profonde :
car, par éxemple, si la blessure pé-
netre dans la cavité de la poitrine, c'est une marque que quelqu'une des parties renfermées dans
cette cavité est blessée, soit les
poulmons, soit le cœur. Il en est
de même des autres cavités. Se-
condement, il faut faire attention
aux fonctions qui se trouvent lé-
sées depuis la blessure ; car lorsqu'une

qu'une partie perd son action en
conséquence d'une blessure, il y a
grande apparence que cette même partie a souffert quelque lésion : par exemple, lorsqu'on observe dans une playe de tête un as-
soupissement ou un délire, l'on a
lieu de croire que le coup a inté-
ressé le cerveau, si la playe est profonde ; ou que la substance de ce
viscére est comprimée par quelque os du crâne qui est enfoncé,
ou par du sang extravasé ; & ainsi
des autres. Néanmoins comme les
fonctions d'une partie peuvent
être dérangées, sans que cette
partie soit endommagée en aucune
façon ; il faut bien s'assurer par l'é-
xamen de la situation de la playe, si
les parties souffrantes sont affec-
tées par elles-mêmes, ou seulement par sympathie : car, par éxemple, le délire & les mouvemens
convulsifs surviennent quelquefois
à des playes de tendons, sans que

C

le cerveau soit blessé pour cela ; mais cela arrive par la communication des nerfs.

La qualité des matiéres qui sortent par l'ouverture des playes, sert aussi à faire juger de l'étendûe & du plus ou moins de danger de ces sortes de playes. C'est ainsi que dans une playe de poitrine si le malade crache du sang, c'est un signe que les poulmons sont blessés : de même dans une playe du bas ventre, si les gros excrémens sortent par la playe, l'on peut assurer que les gros intestins sont ouverts. Pareillement, lorsque l'urine sort d'une playe du bas ventre, l'on est certain que la vessie a été blessée. Si le sang est de couleur vermeille, & qu'il sorte alternativement par jets, c'est une marque qu'il y a quelque artére ouverte : au contraire, s'il est d'un rouge foncé obscur, & s'il sort d'un mouvement toujours égal, pour-lors il y a une veine de blessée.

Les accidens particuliers, & ſurtout l'eſpéce de douleur qui accompagnent les playes, indiquent
auſſi la partie qui a été bleſſée : car
une douleur aigüe & comme per-
çante, démontre que ce ſont des
nerfs ou des tendons qui ſont af-
fectés ; au lieu qu'une douleur
ſourde fait connoître que ce ſont
des parties charnues qui ſont of-
fenſées. Pour ce qui eſt des changemens qui ſurviennent aux playes,
l'on en reconnoît le danger ou
l'utilité par les ſignes ſuivans. Lorſqu'une playe devient de plus en
plus douloureuſe, & qu'elle excite
un ſentiment de chaleur plus vif,
cela annonce que les lévres de la
playe ſont prêtes à ſuppurer ; car
cette chaleur & cette douleur ne
ſont produites que par la corruption fermentative du ſang qui eſt
arrêté dans les vaiſſeaux des lévres
de la playe. Que ſi la douleur augmente juſqu'au point de devenir

auſſi aigüe que celle qui accompagne les brûlures ; alors c'eſt un
ſigne que la fermentation du ſang
qui ſéjourne dans la playe , eſt
portée juſqu'à ſon plus haut degré , & qu'elle a tellement déve-
loppé les parties ſalines , que les
vaiſſeaux en ſont rongés , & pour
ainſi dire brûlés ; qu'ainſi ils deviennent incapables de remplir
leurs fonctions, c'eſt-à-dire, qu'ils
tombent en mortification : & par
conſéquent c'eſt une marque que
la gangréne ne tardera pas à s'emparer des lévres de la playe ; ce
dont on ſera encore plus aſſuré ,
lorſque ces mêmes lévres deviendront froides ; car cela ne ſçauroit
arriver ſans que la fermentation
du ſang ne ſoit abſolument ſuppri-
mée dans la playe , & ſans que
l'abord des eſprits animaux ne ſoit
tout-à-fait interrompu : or c'eſt
en quoi conſiſte la mort des parties.

CHAPITRE V.

Du Prognostic des Playes.

IL ne suffit pas pour le Médecin & pour le Chirurgien, après avoir éxaminé la nature & l'étendûe d'une playe, d'y appliquer des remédes convenables ; il faut encore qu'ils s'assurent de la maniére dont elle se terminera : il faut qu'ils prévoyent quelles sont les playes qui sont mortelles & incurables, & quelles sont au contraire celles qui sont susceptibles de guérison. Car outre qu'une connoissance éxacte de toutes ces choses les met plus en état de travailler au rétablissement du malade, & de pourvoir à ses besoins spirituels & temporels, elle leur est encore absolument nécessaire pour faire en Justice des rapports qui n'exposent point les Juges à punir

l'innocent , & à absoudre le cou-
pable.

Pour rendre plus clair tout ce
que nous avons à dire sur ce sujet , nous allons donner d'abord
les définitions d'une playe mortelle , & d'une playe qui peut se guérir. L'on dit qu'une playe est mortelle simplement & par sa nature ,
lorsque le blessé en meurt pour
l'ordinaire en très-peu d'heures ou
de jours , quelque chose que l'on
puisse faire , & quoique son sang
soit d'ailleurs bien constitué , &
qu'il observe un bon régime. Je
dis *pour l'ordinaire* ; car de ce qu'il
y a certaines playes dont quelques
personnes ont échappé par un bon-
heur inespéré , cela ne doit pas
empêcher de les caractériser de
playes mortelles : il suffit pour cela qu'elles le soient le plus souvent ,
& que ce ne soit que fort rarement que l'on en guérisse. L'on
dit au contraire , qu'une playe est

susceptible de guérison, lorsqu'elle peut se consolider par l'usage de remédes convenables, pourvû que d'ailleurs le sang ne soit point vitié, & que le malade observe un bon régime. Je dis *lorsqu'elle peut* ; parceque, quoique la mauvaise qualité des humeurs du blessé, & les fautes qu'il commet dans l'usage des six choses non naturelles rendent souvent mortelles des playes qui de leur nature n'étoient point dangereuses, & pouvoient aisément se guérir, ce n'est pas une raison pour les regarder comme réellement mortelles.

I.

Ces principes posés ; comme l'abord des esprits animaux dans toutes les parties est absolument nécessaire pour entretenir la vie, il est évident que toutes les playes qui empêcheront cet abord, seront certainement mortelles ; par conséquent les playes considéra-

bles du cerveau & de la moelle
de l'épine doivent être rangées
dans cette claſſe : car rien n'eſt
plus propre à intercepter la diſtribution des eſprits , que la compreſſion qu'elles occaſionnent ſur
l'origine des nerfs , ou que l'inflammation & la putréfaction
qu'elles y attirent.

I I.

Comme la circulation continuelle du ſang dans toutes les
parties n'eſt pas moins néceſſaire
à la vie que la diſtribution des eſprits , toutes les playes qui ſeront
capables d'empêcher cette circulation ſeront mortelles auſſi : telles ſont toutes playes du cœur ,
petites ou grandes ; car dans les
playes de cet organe il arrive de
deux choſes l'une , ou que l'inflammation qui y ſurvient l'empêche
de ſe contracter & de chaſſer le
ſang dans toutes les parties , ou
que le ſang s'épanchant en grande

quantité par la playe, n'enfile plus la route des artéres.

III.

Les playes considérables du Poulmon dans lesquelles les gros vaisseaux sont blessés, aussi-bien que celles du Diaphragme quoique petites, doivent être regardées comme essentiellement mortelles ; parcequ'elles empêchent les unes & les autres la libre entrée de l'air dans les poulmons. Les premiéres, par l'extravasation de sang qui se fait dans la poitrine, lequel comprimant la surface externe du poulmon, ne lui permet pas de se dilater. Les derniéres, par la violente douleur qui les accompagne ; & par l'inflammation, qui survenant au diaphragme, empêche que ce muscle ne puisse se contracter pour augmenter & agrandir la capacité de la poitrine. Or l'on sçait que toutes les fonctions animales ne dé-

pendent que du libre accès de l'air
dans les poulmons ; puifque ce n'eft
que de-là que le fang tient fa
fluidité , & la fermentation qui
entretient fon mouvement circulaire.

I V.

Toutes les playes faites aux
gros vaiffeaux , comme à l'aorte ,
à la veine-cave , à l'artére ou à la
veine pulmonaire , aux artéres
ou aux veines axillaires , iliaques ,
crurales , & à la veine-porte , font
toutes mortelles par elles-mêmes :
& cela par l'évacuation énorme
de fang qu'elles produifent , leurs
lévres reftant toujours béantes ,
& ne pouvant pas fe rapprocher ,
tant à caufe de la grande quantité
du fang qui y aborde continuellement , que par rapport à ce que
les extrémités des vaiffeaux coupés fe retirent par leur reffort naturel , & s'éloignent l'une de l'autre ; ce qui favorife l'épanchement du fang.

V.

Comme la réparation des parties , tant solides que fluides du corps humain , sans laquelle la vie ne peut pas subsister long-tems , ne se fait que par le moyen des alimens que nous prenons , qui doivent pour cet effet passer par l'œsophage , être retenus dans l'estomach pour y être dissous , passer de-là dans les intestins pour enfiler ensuite les routes qui les conduisent dans la masse du sang ; il est facile de voir que toutes les playes un peu considérables qui pénétreront , soit dans la cavité de l'œsophage , soit dans celle du ventricule , soit enfin dans celle des intestins , seront mortelles. Celles de l'œsophage par l'inflammation, qui survenant empêchera la déglutition ; ou même par la grande ouverture de la playe , qui offrant une issûe aux alimens, ne leur donnera pas le tems de descendre dans

l'eſtomach. Celles du ventricule ,
par l'extravaſation hors de ſa cavité des alimens qui auroient dû
y être diſſous par l'action du ferment digeſtif. Celles des inteſtins,
par l'épanchement qui ſe fait du
chyle par l'ouverture de la playe,
avant qu'il ait pû s'inſinuer dans
les vaiſſeaux lactés ; & les unes &
les autres, par l'inflammation & la
gangréne ſurvenues aux parties,
ſur leſquelles ſe font épanchés les
alimens ou les excrémens devenus
acres & corroſifs depuis leur extravaſation dans la capacité du bas
ventre.

V I.

Les playes conſidérables du
foye ſe terminent toutes par la
mort du bleſſé ; & cela ne peut
guéres arriver autrement , vû la
grande inflammation qui ſurvient
dans ce viſcére , & qui interceptant le paſſage du ſang des ramifications de la veine-porte dans

Celles de la veine-cave, eſt cauſe que le ſang qui devroit revenir du ventricule, des inteſtins, & de la rate, ſéjourne dans les extrémités capillaires des vaiſſeaux de ces viſcéres, & y attire bientôt auſſi une inflammation mortelle. Mais outre cela, le foye comme l'on ſçait, eſt un viſcére dont les vaiſſeaux ſont très-conſidérables. Or l'on conçoit que de pareils vaiſſeaux, tels que la veine-porte & la veine-cave, étant bleſſés, l'hémorrhagie eſt ſi abondante, qu'il n'y auroit pas d'autre moyen de l'arrêter que la ligature; ce qui ne ſçauroit ſe pratiquer dans le foye. De plus, l'impoſſibilité qu'il y a de vuider hors de la cavité du bas ventre le ſang & le pus (en cas qu'il s'en forme) qui s'y épanchent dans les playes de la partie cave du foye, eſt encore une des cauſes qui rend ces ſortes de playes incurables ; car ces matiéres ſan-

guinolentes & purulentes irritant
& rongeant les parties contenues
dans le bas ventre, y produisent
des inflammations & des abcès
toujours funestes.

V I I.

Nous mettons au nombre des
playes dangereuses & mortelles
celles qui pénétrent dans la vessie
urinaire : car outre que le mouvement continuel de ce sac membra-
neux , qui tantôt est contracté ,
tantôt distendu , empêche la réunion des lévres de ces sortes de
playes ; l'épanchement qui se fait
continuellement de l'urine dans la
cavité de l'*Abdomen* , attire bientôt sur les intestins une inflammation par l'acrimonie que contracte
cette liqueur ainsi croupissante ,
ce qui rend encore les playes dont
nous parlons incurables. Joignez à
cela l'inflammation qui survient
aussi à la vessie même, à l'occasion
de la blessure , & qui gagnant par

communication jufqu'aux artéres, produit une fuppreſſion d'urine d'autant plus dangereuſe, que
ces parties ſont très-diſpoſées à ſe
gangréner , lorſqu'elles ſont une
fois enflammées.

VIII.

Toutes les playes , même les
plus légeres , qui naturellement
feroient fuſceptibles de guériſon ,
deviennent mortelles indubitable-
ment , lorſqu'elles ſont faites par
des inſtrumens envenimés ; car
tout ce qui s'appelle poiſon détruit
la ſubſtance des parties ſolides , ou
altére entiérement la qualité du
ſang , & donne toujours lieu de
façon ou d'autre à une mort iné-
vitable.

IX.

Comme la guériſon des playes ,
auſſi-bien que de toutes les autres
maladies , eſt véritablement l'ouvrage de la nature , & qu'elle ne
peut opérer cette guériſon , qu'au-

tant que le ſang eſt louable & bien conſtitué ; il eſt évident que des playes qui d'ailleurs ne ſont pas fort ſérieuſes , peuvent devenir très-funeſtes par la ſeule mauvaiſe qualité du ſang , ſoit naturelle , ſoit acquiſe. C'eſt par cette raiſon que les playes , même les plus légeres , ont ſouvent de fâcheuſes ſuites dans les vieillards & dans les jeunes gens : dans les uns, parceque leur ſang épuiſé par les débauches de leurs premiéres années, ſera devenu âcre & corroſif par le développement de pluſieurs ſels fermentatifs : dans les autres, parceque les douleurs deſquelles dépendent les accidens les plus graves des playes , deviennent plus aiguës & plus violentes par l'impatience avec laquelle ils la ſupportent.

X.

Des playes conſidérables, mais ſuſceptibles de guériſon , peuvent devenir mortelles par le mauvais traitement qu'on y apportera, ſoit par ignorance, ſoit par négligence. De ce nombre ſont les playes faites aux articulations ou à des tendons; aucunes ne demandant plus d'attention de la part du Chirurgien, pour prévenir ou pour guérir tous les terribles accidens qui les accompagnent aſſez ſouvent.

X I.

Le mauvais uſage des ſix choſes non naturelles, eſt encore très-capable de produire des ſymptômes très - dangereux dans les playes : par conſéquent, ſi un bleſſé commet des excès dans le boire & dans le manger ; s'il s'abandonne à quelques paſſions violentes, comme à la colére ; s'il eſt ſaiſi de crainte ; s'il paſſe les nuits à veiller ; s'il ne ſe modére pas ſur les devoirs du mariage ; en un mot, s'il péche contre le bon uſage de ce qu’on appelle les six choses non naturelles, sa playe deviendra mortelle , quelque curable qu’elle fût par elle-même.

Tout ce que nous avons dit jusqu’ici au sujet des playes mortelles, suffit à tout Médecin & à tout Chirurgien pour les mettre en état de faire en Justice des rapports fidéles. Nous allons continuer à exposer le reste du Prognostic des playes , en commençant par expliquer en gros ce qui regarde les playes mortelles.

I.

Toutes les playes des parties internes sont beaucoup plus dangereuses que celles des parties externes , à cause de l’impossibilité qu’il y a d’arrêter le sang par la ligature.

I I.

La grande douleur , les veilles , le délire , les mouvemens convulsifs qui surviennent toujours aux playes des parties extrémement sensibles, étant des symptômes très-fâcheux, rendent celles des articulations, ou de leurs environs, beaucoup plus dangereuses que celles des parties charnues ; parceque ces sortes de playes ne manquent jamais d'intéresser des nerfs, des tendons, ou des ligamens ; toutes parties que leur tension naturelle rend sensibles à l'excès.

III.

Les playes faites par des instrumens contondans donnent tout à craindre pour la vie du blessé ; car comme nous l'avons fait voir dans le Chapitre troisiéme, en parlant des accidens de ces sortes de playes, elles dégénerent facilement en gangréne & en sphacéle.

IV.

Dans les playes faites par picquûre ou par incision, les esprits animaux qui suintent des extrémités des nerfs coupés , & qui continuent toujours d'aborder dans les vaisseaux aussi coupés , tempérent l'acrimonie du sang arrêté qui doit se convertir en pus , & empêche ce dernier de ronger le tissu des parties blessées & de celles des environs ; c'est ce qui fait que les playes dont nous parlons , sont beaucoup moins dangereuses que les contusions.

V.

Toutes les playes dont les bords & leurs environs sont très-gonflés , tendus & enflammés , sont très - dangereuses ; parceque la grande distention des vaisseaux comprime les nerfs, & intercepte par-là le cours des esprits animaux, & menace les parties enflammées de gangréne , & de sphacéle.

V I.

Les playes faites par instrumens tranchans sont plus difficiles à guérir, lorsque l'incision est transversale , par rapport à la direction des fibres , que lorsqu'elle garde cette même direction : la raison en est , que le ressort naturel des fibres coupées transversalement , éloigne les extrémités coupées l'une de l'autre , & s'oppose ainsi à leur réunion ; ce qui n'arrive pas dans les playes qui n'ont fait que séparer les fibres les unes des autres , suivant leur longueur , sans rompre leur continuité.

VII.

Les playes qui sont grandes & profondes font bien plus appréhender pour la vie du blessé , que celles qui sont petites & superficielles, & se guérissent aussi moins promtement & moins aisément , tant par rapport à ce qu'y ayant un plus grand nombre de vaisseaux d'ouverts, l'hémorrhagie est beaucoup plus abondante & l'inflammation plus considérable , (deux symptômes assez redoutables par eux-mêmes) que par rapport à ce que les lévres de la playe font plus écartées, plus baillantes, pour ainsi dire, & plus difficiles à rapprocher & à se consolider.

VIII.

Les blessures dans lesquelles il y a une grande portion de chairs ou de la peau d'emportée, deviennent par cela même fort dangereuses, vû la grande inflammation qui survient promtement à ces playes par le contact immédiat de l'air, qui coagule le sang dans toute l'étendûe de la playe, & y introduit plusieurs particules fermentatives dont il est toujours chargé.

IX.

Plus les playes sont larges, c'est-à-dire, plus elles occupent d'étendûe, & plus l'inflammation qui y survient est grande; & par conséquent plus elles sont fâcheuses. Car il est bien clair, que lorsque

l'inflammation est considérable,
la suppuration qui lui succéde est
beaucoup plus abondante, & dure
beaucoup plus long-tems ; ce qui
épuise le blessé , & le fait enfin
tomber en *Atrophie* & en *Marasme*,
accidens très-redoutables dans les
playes. Ajoutez à cela , que la résorption continuelle qui se fait
des parties fermentatives du pus
dans la masse du sang , y excite
une fiévre lente , qui mine à la longue le blessé , & le conduit insensiblement au tombeau.

X.

Une autre cause qui rend fort
dangereuses ces sortes de playes,
c'est la grande dissipation des esprits qu'occasionne la grande
quantité de nerfs dont les extrémités sont coupés ; d'où s'ensuit
l'affoiblissement des forces du malade.   X I.

Les petites playes ne sont pas
moins dangereuses lorsqu'il y sur-

vient une grande inflammation ; puiſqu'alors c'eſt une marque que le ſang eſt extrémement âcre ou fort diſpoſé à ſe coaguler : or dans l'un & l'autre cas, les vaiſſeaux obſtrués qui rampent dans les environs de la playe , ſouffrent une diſtention énorme, qui lorſqu'elle eſt pouſſée trop loin , ne manque jamais de produire la *gangréne.*

XII.

C'eſt un très-mauvais ſigne lorſqu'une playe enflammée paroît livide & noirâtre à ſa ſuperficie : cela dénote qu'il y a beaucoup de ſang épanché , extravaſé , ou de grumelé dans les vaiſſeaux même; lequel gênant par ſon volume les parties qu'il diſtend , empêche un libre abord des eſprits animaux , & menace d'une prochaine *mortification.*

XIII.

Le froid qui ſurvient à une playe enflammée , annonce toujours

jours la gangréne , par la certitude qu'il donne que le cours des esprits & le mouvement de fermentation du sang dans la partie blessée sont entiérement cessés.

XIV.

C'est toujours quelque chose de fort dangereux , lorsqu'une playe enflammée devient pâle , soit devant , soit pendant qu'elle suppure ; surtout si cela arrive dans le tems qu'on ne s'y attend pas : car c'est une preuve certaine , ou que la sérosité épanchée en grande abondance , relâche le tissu des lévres de la playe & des environs ; auquel cas cette sérosité par son séjour devenant âcre , détruit insensiblement les parties qu'elle abbreuve , & les résout dans leurs fibres élémentaires. Pour lors ces parties inhabiles à remplir leurs fonctions ordinaires , tombent en gangréne. Ou bien cette pâleur qui survient aux playes enflammées ,

D

marque que le fang qui féjournoit dans les lévres de la playe , eft repompé dans les vaiffeaux : ce qui ne peut arriver , fans que non-feulement ce fang arrêté , mais encore tout le refte de la maffe ne foit diffout & en *colliquation* , & par conféquent incapable de pouvoir entretenir pendant long-tems les fonctions de l'œconomie animale. Ou enfin une playe enflammée ne pâlit , que parceque le cœur & les artéres font tellement affoiblis , qu'ils ne font plus en état de pouffer vers la partie bleffée autant de fang qu'elle avoit coutume d'en recevoir : ce qui n'eft pas moins dangereux.

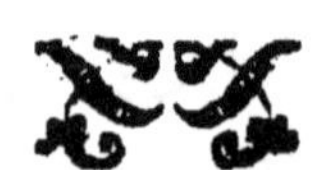

CHAPITRE VI.

Où l'on continue d'expliquer le prognostic des Playes.

XV.

LOrsque les lévres d'une playe deviennent séches vers le tems de la suppuration, c'est un signe que la grande ardeur & la grande acrimonie du sang ont dissipé les parties aqueuses de celui qui est arrêté dans les bords de cette playe ; qu'ainsi ce sang devenu plus épais, & mis pour ainsi dire à sec, aura beaucoup de peine à entrer en fermentation, par la difficulté que ses parties salines auront à se rencontrer ; & par conséquent, c'est une marque qu'une pareille playe aura beaucoup de peine à parvenir à suppuration : mais aussi lorsqu'elle y sera parvenue, cette ſuppuration ſera accompagnée de ſymptômes très-fâcheux, par rapport au tiraïlle-ment extraordinaire que ſouffri-ront les fibres nerveuſes des vaiſ-ſeaux de la playe, en conſéquence du gonflement conſidérable qu'y produira la fermentation violente excitée par des parties ſalines, d'autant plus actives qu'elles ſont moins diſſoutes, & qu'elles ont plus de maſſe.

X V I.

La ſéchereſſe qui ſurvient aux playes lorſqu'elles ſont en train de ſuppurer, eſt toujours d'un fort mauvais augure; elle fait connoî-tre que les forces du bleſſé ſont tellement épuiſées, que le mouve-ment du cœur eſt trop languiſſant pour pouſſer le ſang comme de coutume, juſque dans les vaiſſeaux de la playe, ou du moins qu'il eſt trop foible pour l'en ramener : ce qui fait qu'il s'y arrête, & s'y grumêle. Alors l'on doit s'attendre à voir paroître une nouvelle *inflammation phlegmoneuse*, accompagnée de douleurs, & de tous les autres symptômes qui ont coutume de précéder la suppuration. L'on comprend donc qu'un blessé déja fort affoibli par ce qu'il a souffert d'avance, est en grand danger de succomber à l'attaque de nouveaux accidens aussi terribles que les premiers.

XVII.

On ne peut porter qu'un très-fâcheux prognostic, lorsque l'on apperçoit dans le commencement de la suppuration d'une playe que les bords en sont rongés, inégales, & comme découpés en forme de dentelures ; puisqu'alors la qualité corrosive qu'a contracté le sang qui séjourne dans les lévres de la playe, & qui est la seule cause de ce phœnoméne, menace le blessé de douleurs atroces, & d'inflammations nouvelles & opiniâtres , qui ſe ſuccéderont continuellement les unes aux autres.

XVIII.

C'eſt un fort mauvais ſigne ſi les bords d'une playe qui eſt en ſuppuration , au lieu de rendre un pus louable, c'eſt-à-dire, blanc, égal & coulant , laiſſent ſuinter une humeur ſéreuſe , qui dénote que la maſſe du ſang eſt diſſoute ; d'où s'enſuit un trop grand épanchement de ſuc nourricier & d'eſprits animaux dans la cavité de la playe , lequel produit la maigreur & l'épuiſement des forces du malade. Outre cela , cette même ſéroſité qui diſtille en grande abondance d'une playe qui ſuppure, démontre que le ſang eſt chargé de ſels âcres & corroſifs, très-propres à ronger les lévres de la playe , & à exciter par-là des douleurs cuiſantes , & produîre de jours en jours de nouvelles inflammations redoutables par leurs ſuites.

XIX.

Si le pus qui sort d'une playe est verdâtre, il n'y a aucun lieu de douter de la qualité corrisive du sang ; par conséquent l'on ne peut présager rien de bon pour le blessé : car il est menacé non-seulement d'inflammation & de gangréne dans l'endroit de la playe, mais encore dans les parties internes & dans les viscéres.

X X.

Les playes dont le pus altére la couleur des sondes d'argent, ou des autres instrumens qu'on y introduit en les pansant, & la change en jaune ou en noire ; ces playes, dis-je, n'annoncent rien que de fâcheux pour le malade : car ce changement de couleur fait connoître que le pus est devenu corrosif au point de dissoudre la superficie extérieure de ces instrumens, & de déranger la situation des parties qui la composoient. Or

un pus de cette nature ne manque pas de détruire les lévres de
la playe, & d'exciter des symptômes fort dangereux.

XXI.

Lorſqu'une playe qui ſuppuroit
bien, ceſſe tout-d'un-coup de le
faire, & que ſes bords s'affaiſſent
& deviennent ſecs & arides ; c'eſt
un ſigne que le ſang arrêté dans
les lévres de la playe, & qui de-
voit ſe changer en pus, ou que le
pus même déja épanché ſont ren-
trés par les veines dans la maſſe
du ſang, & qu'ils en ont produit
ou la diſſolution, ou la coagulation, ſuivant que leurs ſels en ſe
développant ont acquis la nature
de ſels ſalés-âcres, ou d'acides-
ſalés : & de façon ou d'autre, ce
ſigne eſt toujours mortel ; car ſi le
ſang eſt en diſſolution, & qu'il ait
ainſi perdu ſa forme naturelle,
c'eſt une néceſſité que toutes les
fonctions s'aboliſſent bien vîte. S'il

eſt coagulé & que ſa conſiſtance
ſoit devenue trop épaiſſe , il ſe
bouchera le paſſage à lui-même
dans différentes parties , & ſera
obligé de réfluer dans les vaiſſeaux
des parties voiſines , où il produira par ſon volume différentes tumeurs inflammatoires qui deviennent toujours dangereuſes ; ſurtout lorſqu’elles arrivent à des viſcéres ou à des articulations , plutôt qu’à des parties muſculeuſes ,
comme on le voit par le prognoſ-
tic des différentes eſpéces de tumeurs inflammatoires.

X X I I.

Dans les grandes playes , pourvû que toutes choſes ſoient égales d’ailleurs , leurs lévres doivent
ſe gonfler & ſe tuméfier conſidérablement par l’obſtacle que le ſang
trouve à circuler par un nombre
infini de vaiſſeaux rompus ou cor-
rodés ; ce qui l’oblige de s’y arrêter , de les diſtendre , & de pro-

D v

duire par-là une groſſe tumeur : par conféquent, il eſt évident que le défaut de tumeur dans les lévres d'une playe confidérable, eſt un ſigne fort dangereux ; puiſque cela fait voir ou que les vaiſſeaux ſont vuides de ſang, ou du moins en contiennent peu : ou bien que les forces du cœur ſont ſi languiſſantes, qu'elles ne ſont pas ſuffiſantes pour pouſſer les humeurs juſque dans les parties.

XXIII.

Comme la nutrition, la chaleur, & généralement toutes les fonctions d'une partie dépendent pour la plûpart de l'abord continuel du ſang par les groſſes artéres de cette partie ; & que cet abord ceſſant, la gangréne & le ſphacéle ſurviennent bien promtement, & ne laiſſent au bleſſé aucune autre reſſource que l'amputation ; l'on comprend que les playes dans leſquelles les gros vaiſfeaux qui portent le fang vers la partie font coupés, doivent être regardées comme très-dangereufes.

XXIV.

Comme les grands travaux, les veilles, les chagrins, & les inquiétudes rendent le fang & toutes les humeurs plus âcres, & par conféquent très - difpofés à produire dans les playes des inflammations confidérables, des douleurs atroces, & une mauvaife fuppuration; il s'enfuit que les playes feront bien plus dangereufes dans des fujets épuifés par le travail, ou par le chagrin, &c. que dans ceux qui font d'une bonne conftitution, & qui ont de l'embonpoint. C'eft par cette raifon que les playes que reçoivent les foldats fur la fin d'un fiége ou d'une campagne, & lorfqu'ils font prêts à entrer en quartier d'hyver, font bien plus fâcheufes que lorfqu'ils ne font point en-

D vj

core épuiſés par les travaux mili-
taires.

XXV.

Pendant l'hyver les playes ſont accompagnées de ſymptômes beaucoup plus fâcheux, que celles qui
arrivent dans toute autre ſaiſon
de l'année. La raiſon en eſt, que
le mouvement de fermentation du
ſang eſt moins fort dans cette ſaiſon, que dans aucune autre ; ce
qui le rend plus épais & plus propre à s'arrêter dans les bords de la
playe, & à y produire une tumeur
conſidérable. De plus, la lenteur
de ce mouvement fermentatif du
ſang, & la conſiſtance trop épaiſſe
de ce fluide ſeront cauſe que la
ſuppuration aura beaucoup de peine à ſe faire : mais auſſi lorſqu'elle
arrivera, ce ne ſera pas ſans des
douleurs extrémement aigües, occaſionnées par la violence de la
fermentation dans laquelle le ſang
entrera alors : fermentation qui

eſt toujours d'autant plus forte,
que le ſang eſt plus épais, comme nous l'avons démontré dans
l'article ſeize.

XXVI.

Les playes qui arrivent en Eſté
ſont plus à craindre que celles qui
ſont faites dans le Printems & dans
l'Automne; parceque le ſang fer-
mente beaucoup plus fortement
en Eſté, & ſouffre une plus grande perte de ſes parties ſpiritueuſes, que dans les autres ſaiſons.
Ce qui fait que les vaiſſeaux des
lévres de la playe étant extrémement diſtendus par cette violente
fermentation, l'inflammation qui
ſurvient eſt très-conſidérable, &
douloureuſe au dernier point.

XXVII.

Comme les principes fermentatifs du ſang ne ſont ni trop groſſiers, ni trop atténués dans le
Printems; & par conſéquent, comme la fermentation qu'ils excitent

eſt plus douce ; on voit évidemment, lorſque les playes viendront à ſuppurer dans cette ſaiſon , que le ſang qui eſt arrêté dans leurs lévres , fermentera plus paiſiblement que dans un autre tems : d’où il arrivera que la tenſion , la douleur & l’inflammation ſeront moins conſidérables. C’eſt ce qui fait que les playes du Printems ſont moins dangereuſes que celles des autres ſaiſons.

XXVIII.

Dans l’Automne les bleſſures ſont fort dangereuſes , tant à cauſe de l’acreté que le ſang a contraĉté par la perte de ſes parties ſpiritueuſes pendant les chaleurs précédentes de l’Eſté, ce qui produit un pus extrémement âcre , qu’à cauſe de l’inégalité de la température de l’air , qui eſt tantôt froid & tantôt chaud : d’où s’enſuit une pareille inégalité dans le mouvement de fermentation qui doit cauſer la ſuppuration.

XXIX.

Les playes dans lesquelles les nerfs ne font coupés qu'en partie, ont toujours des fuites beaucoup plus funeftes que celles où ces nerfs le font entiérement ; parceque dans les premiéres, le tiraillement & l'irritation qui entraînent ordinairement après eux des douleurs terribles, & des mouvemens convulfifs, font infiniment plus confidérables que dans les fecondes.

XXX.

Comme les playes compliquées avec fracture d'os, deviennent plus difficiles à traiter, à caufe du panfement particulier qu'elles éxigent ; il n'y a aucun doute que ces fortes de playes ne donnent plus à appréhender pour la vie du bleffé, que des playes fimples & qui n'intéreffent que des parties charnues.

XXXI.

Les playes dans lesquelles il s'est introduit des corps étrangers, sont plus difficiles à guérir que d'autres ; parcequ'outre que ces corps étrangers empêchent la réunion des lévres de la playe, ils irritent encore par leur masse & par leur inégalité les parties qu'ils touchent, & y produisent des contusions.

XXXII.

La fiévre ardente est un symptôme fort redoutable dans les playes, & qui ne prognostique rien que de fâcheux. Car le sang, comme l'on sçait, circule très-rapidement dans la fiévre, & se porte avec beaucoup plus de force dans les parties. Les vaisseaux obstrués de la playe seront donc extraordinairement distendus par cette affluence de sang, & produiront des tumeurs inflammatoires dans les parties auxquelles ils ſe diſtribuent. Il arrivera même que l'effort du ſang augmentant de jour en jour, il rompra ces vaiſ-ſeaux dans leſquels il a de la peine à circuler ; ou qu'il ſe fera jour par leurs extrémités qui s'étoient d'abord contractées ſur elles-mêmes, & cauſera une hémorrhagie conſidérable qui durera autant que la fiévre , laquelle ſera fort dangereuſe par l'abattement dans lequel elle jettera le malade , & par l'obſtacle qu'elle apportera à la ſuppuration.

Un autre inconvénient de la fiévre ardente, lorſqu'elle arrive dans les playes avant qu'elles ſoient en ſuppuration , c'eſt l'exaltation des principes fermentatifs du ſang , leſquels deviennent âcres en ſe débarraſſant des autres parties qui les enveloppoient , & ſervent enſuite à former un pus corroſif qui ronge , détruit , & enflamme toutes les parties ſur leſquelles il s'épanche.

XXXIII.

Nous venons de voir combien la fiévre étoit à craindre dans les playes. Les grandes douleurs ne le ſont pas moins ; puiſque l'agitation qu'elles cauſent des eſprits animaux dans le cerveau, les déterminant en plus grande abondance vers les parties, ne tarde guéres à allumer la fiévre, par le nouveau degré de fermentation qu'elle excite dans toute la maſſe du ſang.

XXXIV.

C'eſt un très - mauvais ſigne lorſqu'un bleſſé eſt travaillé d'inſomnie. Car la violente fermentation dans laquelle le ſang entre en conſéquence de l'abord non interrompu des eſprits dans les vaiſſeaux, occaſionné par des veilles continuelles, développant les ſels contenus dans les humeurs, & les rendant plus âcres, attire pour l'ordinaire des tumeurs inflamma-

toires, des douleurs perçantes &
aiguës, & quelquefois même la
gangréne.

X X X V.

Le vomissement (s'il est continuel) dérobe au sang une nourriture qui lui est absolument nécessaire pour empâter ses parties salines, sans quoi elles se développe-
roient & deviendroient trop âcres,
ce qui produiroit plusieurs accidens très-funestes. De-là vient que
les playes qui sont accompagnées
de vomissemens, sont fort dangereuses. Mais elles le deviennent
encore davantage, si les matiéres
que le blessé rend par cette voie
sont bilieuses, porracées, & ver-
dâtres ; car c'est une marque que
le sang souillé, pour ainsi dire, d'une
grande quantité de bile fort âcre,
a vitié totalement le ferment digestif de l'estomach : de maniére
qu'il y a à craindre qu'il ne sur-
vienne une inflammation au ventricule & aux intestins.

XXXVI.

Lorsque la Diarrhée survient dans les playes, elle en augmente le danger ; car non-seulement elle indique que la masse du sang est réduite en une saumure fort active qui rend la suppuration mauvaise, & menace la playe de mortification ; mais elle prive encore le sang du chyle dont il avoit besoin , tant pour réparer la perte qu'il fait continuellement de ses parties dans différens organes secrétoires , que pour s'opposer au trop grand développement de ses principes.

XXXVII.

Les mouvemens convulsifs qui viennent en conséquence d'une playe , n'annoncent rien de bon pour le malade. Ils font voir que le sang qui circule dans les environs de la playe , & celui qui est arrêté dans ses bords , est devenu assez âcre pour irriter les parties nerveuses ; & qu'ainsi il est fort dif-

poſé a produire de grandes inflammations , & même la gangréne.
Mais indépendamment de cela , il
ne peut pas y avoir de mouvemens convulſifs , ſans que la ſe-
couſſe & le tiraillement qu'éprouvent les parties bleſſées n'augmentent conſidérablement la douleur ,
& ne la rendent inſupportable.
C'eſt à quoi concoure encore la
viteſſe que le ſang acquiert dans
les convulſions ; car étant fortement exprimé du tiſſu des parties
dans les veines , & de celles-ci vers
le cœur ; celui-ci eſt obligé d'entrer dans des contractions plus
fréquentes , & de chaſſer le ſang
avec plus de force & en plus grande quantité dans toutes les arte-
res : par conſéquent celles des lévres de la playe en recevront auſſi
davantage ; ce qui augmentera
avec néceſſité non - ſeulement la
pulſation & la douleur des parties
bleſſées , mais encore le gonfle-

ment & l'inflammation de ces mêmes parties.

XXXVIII.

Comme dans les convulſions,
toutes les parties muſculeuſes ſont
en contraction, & qu'ainſi les extrémités capillaires des artéres qui
s'y diſtribuent, ne permettent pas
un libre paſſage au ſang qui y aborde, ce ſang eſt obligé de réfluer
dans toutes les parties intérieures
où il trouve moins de réſiſtance;
telles ſont le foye, la rate, les inteſtins : d'où il arrive que les vaiſſeaux de ces viſcéres étant ſurchar-
gés de ſang, cédent enfin à l'effort de ce liquide; ce qui occa-
ſionne des inflammations & des
épanchemens de ſang toujours
mortels. L'on voit par-là que les
convulſions qui ſurviennent aux
playes, ſont d'un fort mauvais pré-
ſage.

XXXIX.

Dans les sujets d'un tempéramment sanguin, les playes viennent très-aisément & très-promtement à suppuration, par rapport à la qualité louable de leur sang, qui étant huileux & balzamique, & contenant des sels fort doux & délayés dans les parties aqueuses, perd fort difficilement sa fluidité; ce qui dispose celui qui est arrêté & épanché dans les environs de la playe, à se changer au plus vîte en pus.

X L.

Il n'en est pas de même dans les personnes bilieuses & mélancoliques, leur sang est plus âcre & plus dépouillé des parties aqueuses; par conséquent celui qui est épanché dans les lévres de la playe, ou qui croupit dans les vaisseaux, doit se dessécher de plus en plus, & devenir par-là moins propre à entrer en fermentation & à se transformer en pus. C'est aussi ce que nous confirme tous les jours l'expérience , qui nous fait voir que dans les personnes sanguines les playes commencent à suppurer dès le cinquiéme ou sixiéme jour , & tout au plûtard le septiéme; ou du moins elles donnent des marques qu'elles ne tarderont pas à suppurer. Au contraire , dans les bilieux & les mélancoliques , la suppuration ne commence pas devant le onziéme , ou le quatorziéme jour; elle arrive même quelquefois plûtard dans les mélancoliques.

XLI.

La grande quantité de sels corrosifs dont le sang des vérolés est chargé , le rendant très-propre à causer dans les playes des inflammations considérables , à y exciter de grandes douleurs , & à y attirer des ulcéres rongeans, lorsquelles sont parvenues à suppuration ,

tion, est cause que les playes sont
& plus dangereuses & plus difficiles à guérir dans les sujets infectés
du *virus* vérolique.

XLII.

Lorsqu'après la suppuration une
playe se remplit de chairs d'une
couleur vermeille & d'une consistance ferme, c'est un très-bon signe :
car cela dénote que la lymphe
nourriciére qui suinte des extrémités des vaisseaux sanguins, est en
état de s'épaissir & de se coaguler
suffisamment pour résister par sa
solidité, & ne point se laisser en-
traîner par l'effort que le sang fait
en se frayant de nouvelles routes
à travers le centre de ces concrétions lymphatiques ; condition absolument nécessaire pour que la
nature puisse parvenir au but principal qu'elle se propose, sçavoir, de
remplir le vuide de la playe, &
d'en procurer la cicatrice.

E

XLIII.

L'on doit s'attendre qu'une playe ſera très-difficile à guérir, ſi lorſqu'elle a ceſſé de ſuppurer, les nouvelles chairs qui ſe ſont formé dedans ſont dures, preſque calleuſes, & égales à leur ſuperficie ; puiſque pour-lors c'eſt une marque que le ſuc nourricier eſt trop viſqueux & trop diſpoſé à ſe coaguler, pour que le ſang puiſſe ſe pratiquer à travers, les routes néceſſaires pour y porter la nourriture, & pour faire végeter de nouveaux grains charnus à la ſuperficie des premiers. Ainſi la playe ne ſe remplira point de chairs bien conditionnées, & la cicatrice n'aura pas la molleſſe & la ſoupleſſe qu'elle devroit avoir.

XLIV.

Les chairs molles & flaſques qui s'engendrent dans les playes après la ſuppuration, annoncent que le ſuc nourricier eſt trop fluide, &

qu'il a si peu de solidité , que l'effort du sang l'entraîne & l'étend de côtés & d'autres : de sorte que la cicatrice qui en résulte n'a aucune fermeté , & déborde de beaucoup le niveau de la partie blessée ; chose fort désagréable à la vûe. Ce trop de fluidité du suc nourricier ne pouvant être que la suite de la dissolution & de l'acrimonie de la masse du sang , c'est un signe que la cicatrice aura bien de la peine à se former dans ces sortes de playes : ajoutez à cela que des chairs mollasses telles que celles dont nous parlons ici, n'ayant aucun soutien , se corrompent ou se fondent très-aisément.

X L V.

L'on sçait que pour que la cicatrice se fasse dans les playes , il faut que la génération des chairs commence dans toute la circonférence des lévres de la playe , & que de-là elle aille gagner le centre. Par conséquent si les extrémités des bords de la peau blessée sont devenues dures & calleuses, ensorte qu'elles ne puissent pas pousser des chairs qui aillent se joindre à celles qui ont cru dans le centre de la playe, alors la cicatrice sera inégale, & tout-à-fait difforme.

X L V I.

Lorsque les chairs poussent inégalement dans les playes ; ensorte que dans un endroit elles débordent la superficie de la partie blessée , dans un autre qu'elles sont trop enfoncées ; l'on est obligé pour rendre la cicatrice égale & unie, de couper ou de brûler les chairs qui croissent trop , ce qui retarde la formation de la cicatrice : par conséquent l'inégalité avec laquelle les chairs s'engendrent après la suppuration des playes , est une marque qu'elles feront long-tems à guérir.

CHAPITRE VII.

Du traitement des Playes en général.

IL n'eſt pas difficile, pour peu que l'on ait une idée de ce que c'eſt qu'une playe, d'imaginer quelles ſont les indications que l'on a à remplir pour en procurer la guériſon, l'union des parties étant quelque choſe tout-à-fait oppoſée à leur ſéparation contre nature. Chacun comprend aiſé-ment que l'unique but que l'on doit ſe propoſer dans la cure des playes, eſt la réunion des parties diviſées. Mais il n'appartient qu'à des gens également verſés dans la théorie & dans la pratique, de dé-terminer quels ſont les moyens qu'il faut employer pour procurer cette réunion. C'eſt ce que nous entreprenons de faire ici le plus

E iij

briévement , & tout à la fois le plus clairement qu'il sera possible : & cela d'autant plus volontiers que les praticiens même les plus expérimentés ne sont nullement d'accord sur la méthode de traiter les playes considérables; & que les raisons , & surtout les expériences qu'ils alléguent de part & d'autre pour confirmer chacuns leur sentiment , ne se le cédent en rien les unes aux autres. Les réfléxions que nous allons proposer ici , pourront servir à terminer toutes ces contestations.

I.

Il est hors de doute que les extrémités coupées d'une partie qui a souffert une solution de continuité, ne se réuniront jamais pour former dorénavant un corps continu , à moins qu'elles ne puissent se toucher ; puisque l'union des corps ne consiste uniquement que dans leur contact intime, réciproque & permanent. Il paroît donc par-là que la premiére indication que l'on doit remplir dans le traitement des playes, est d'en rapprocher les lévres les unes des autres, toutes les fois que la nature de la playe le permet.

I I.

Il est absolument nécessaire pour faciliter la réunion des playes, de retirer tous les corps étrangers qui s'y sont introduits, & qui ne pouvant se souder en aucune façon avec les chairs coupées, empêchent par l'interposition de leur masse, le rapprochement & le contact immédiat des parties divisées. Ainsi lorsqu'un Chirurgien est appellé auprès d'un blessé, il doit nétoyer la playe de tous les grumeaux de sang qu'elle contient, & faire sortir les esquilles d'os, les fragmens d'armes, ou de toutes autres choses semblables qui y sont renfermées ; & il ne doit point s'attendre que les lévres de la playe se réunissent , à moins qu'il n'ait pris toutes ces précautions.

III.

Il ne suffit pas pour procurer la réunion des playes , d'en rapprocher les lévres jusqu'à ce qu'elles se touchent , il faut encore faire tout ce qu'on peut pour les maintenir ainsi rapprochées pendant quelque tems ; car elles ne se soudent pas par leur simple contact , mais par le moyen d'une espéce de glue nourriciére , qui s'épaississant peu à peu par l'évaporation lente & insensible de ses parties aqueuses, colle ensemble les lévres de la playe en s'appliquant à leur superficie. Or c'est ce qui demande du tems.

IV.

Si l'on veut que la cicatrice se fasse promtement dans une playe, & sans aucun danger de se détruire par la suite ; il faut non-seulement rapprocher les lévres de la playe, & les maintenir dans cette situation ; mais l'on doit encore avoir une attention extrême à ce que le sang soit conditionné de façon, que la lymphe nourriciére qu'il doit fournir pour souder les parties séparées, soit disposée à se coaguler, & à prendre corps ; ce qui ne peut arriver qu'autant qu'elle est pure & éxemte de tout mélange de sang épanché ; qu'elle n'est ni trop fluide, ni trop âcre, & qu'elle ne distille qu'en une quantité convenable.

V.

Il survient souvent aux playes plusieurs accidens qui en empêchent la réunion ; telles sont les violentes douleurs, les grandes inflammations, les mouvemens convulsis, &c. C'est pourquoi l'on doit employer tous ses soins pour calmer & faire disparoître tous ces symptômes, qui mettent obsta-

cle à la formation de la cicatrice.

Il eſt à propos d'obſerver ici que
les playes ne ſont pas toutes de
nature à permettre le rapprochement de leurs lévres ; dans quelques-unes cela ſeroit impoſſible ,
& dans d'autres cela deviendroit
abſolument inutile. Pour rendre la
choſe plus frappante par un éxemple , imaginons une playe faite
dans un muſcle tranſverſalement ,
par rapport à la direction de ſes
fibres : il eſt ſenſible que les parties coupées ſe retirent tellement
en ſens contraire , & s'éloignent
l'une de l'autre , qu'il n'eſt pas poſſible de vaincre leur propre reſſort
qui les tient ainſi écartées; ce qui
ſeroit pourtant abſolument néceſſaire pour les rapprocher. L'on n'a
pas à la vérité le même obſtacle à
ſurmonter dans les playes où il y
a des gros vaiſſeaux de coupés ;
mais comme ces ſortes de playes

menacent toujours d'hémorrhagie, ou du moins comme les vaiffeaux dont on a fait la ligature,
ou aufquels on a appliqué des ftyp-
tiques pour en fermer l'ouverture, doivent néceffairement venir
à fuppuration, l'on s'apperçoit aifément que le rapprochement des
lévres, qui ne doit fe faire que
pour en procurer la réunion, feroit très-inutile dans le commencement du traitement. Il en eft de
même des playes faites par contufion; leurs lévres qui font elles-
mêmes contufes & prefque mortes, doivent fuppurer de toute néceffité avant qu'elles puiffent livrer
paffage par leurs extrémités à la
colle nourriciére qui doit les réunir : & quand même cette lymphe
pourroit diftiller par des vaiffeaux
qui font tout-à-fait morts, elle ne
feroit pas pour cela en état de fe
corporifier avec des parties entiérement privées de vie ; ce feroit
E vj

donc en vain que l'on rapproche-
roit les lévres de pareilles playes
avant qu'elles euſſent ſuppuré.

L'on voit par les remarques que
nous venons de faire, que les cinq
indications que nous avons pro-
poſé juſqu'ici de remplir, pour
amener les playes à guériſon, ne
peuvent pas l'être dans le traitement de toutes ſortes de playes ;
mais ſeulement de celles qui ſont
ſimples, & faites par inciſion ſans
qu'il y ait aucun gros vaiſſeau d'in-
téreſſé. Cependant comme il faut,
de quelque façon que ce ſoit, réunir & ſouder enſemble les lévres
des playes pour en obtenir la guériſon, ce que ne peut pas faire le
ſuc nourricier lymphatique dont
nous avons parlé, il faut que ce
ſoit la végétation de nouvelles
chairs qui le produiſe. L'on doit
donc dans le traitement de toutes
les playes dont il eſt impoſſible de
rapprocher les lévres, apporter

tous ſes ſoins pour qu'il s'engendre & qu'il repouſſe de nouvelles
chairs, qui venant à ſe rencontrer
enſemble, s'uniſſent & réparent la
déperdition de ſubſtance que les
parties avoient faites.

Pour y parvenir, la premiére
attention que l'on doit avoir, c'eſt
de bien faire ſuppurer la ſurface
des lévres de la playe, afin de les
dégager du ſang que le contact de
l'air extérieur a grumelé & coagulé dans leurs vaiſſeaux.

En ſecond lieu, lorſque la ſuppuration eſt entiérement ceſſée ;
il faut pour favoriſer la naiſſance,
& pour ainſi dire, l'effloreſcence
de nouvelles chairs, nétoyer éxactement le fond de la playe de tout
ce qui ſeroit capable de détruire
& de ronger le tiſſu de celles qui
ſe ſeroient déja formé de nouveau, ou de diſſoudre le ſuc nourricier à meſure qu'il découle, l'empêcher de s'épaiſſir, & de prendre

corps; tels font la fanie, mais furtout le pus , ou le fuc nourricier
lui-même qui fe fera corrompu par
fon féjour. C'eft ce dont on vient
à bout par l'ufage des *déterfifs*.

La troifiéme indication à laquelle il faut fatisfaire dans le panfement des playes , dont les lévres
ne peuvent être rapprochées, c'eft
de procurer aux chairs nouvellement produites affez de folidité &
de fermeté pour qu'elles puiffent
fervir d'un interméde , & comme
d'une foudure qui colle enfemble
les parties féparées, & qui les affu-
jettiffe dans leur fituation. C'eft
à quoi conviennent parfaitement
bien tous les remédes deffséchans
qui abforbent l'humidité fuper-
flue, laquelle abbreuvant les nouvelles chairs , les empêche de devenir fermes & folides, & de former ce que l'on appelle ordinairement dans les playes la *cicatrice.*
C'eftpourquoi l'on pourroit appel-

ler les remédes dont nous parlons, du nom de *cicatrizans*.

V I.

Enfin l'on doit s'occuper dans
le traitement de ces sortes de
playes à calmer, & surtout à prévenir tous les symptômes & les
accidens qui pourroient mettre
obstacle à leur suppuration, à leur
mondification, s'il est permis de
parler ainsi, & à la formation de
leur cicatrice.

CHAPITRE VIII.

*De la maniére dont on doit traiter
les Playes simples.*

NOus avons donné le nom de
Playes simples à celles dans
lesquelles il n'y a aucun gros vaisseau d'ouvert, ni aucun nerf ou
tendon un peu considérables de
blessés. Pour éviter dans le traite-

ment de ces fortes de playes qu'elles ne viennent à fuppuration, ce qui eft toujours défagréable pour le malade, il y a cinq indications à remplir. La premiére, de faire fortir de la playe tous les corps étrangers qui peuvent y être contenus. La feconde, d'en rapprocher les lévres jufqu'à ce qu'elles fe touchent. La troifiéme, de les maintenir ainfi rapprochées & collées l'une contre l'autre. La quatriéme, d'avoir foin que le fang & les humeurs foient louables & bien conditionnées. La cinquiéme, de prévenir les fymptômes qui pourroient s'oppofer à la réunion des parties féparées. Un Chirurgien qui veut s'acquitter avec fuccès de toutes ces chofes, doit éxaminer avec attention de quelle maniére la playe a été faite ; fi elle eft fimple, & fans léfion de gros vaiffeaux ou de nerfs ; ou fi elle eft compofée & dangereufe. C'eft ce dont il s'assurera en éxaminant quelle est la profondeur & l'étendûe de la playe, en s'informant de quelle espéce étoit l'instrument qui l'a produit ; & enfin par une connoissance préliminaire de la structure des parties blessées. Aussitôt que l'on est certain que la playe que l'on a à traiter est simple, & que l'on en a retiré tous les corps étrangers, comme poils, morceaux d'habits, graviers, & plusieurs autres de cette nature ; s'il y en avoit de contenus dans la playe, il faut laisser couler le sang jusqu'à ce qu'il s'arrête de lui-même. Lorsqu'il cesse de couler, il est à propos de bien nétoyer la playe avec des *bourdonnets* ; il ne seroit même pas mal de la laver avec le *gros vin rouge tiéde*, pour emporter le sang épanché, qui en se corrompant & en pourrissant dans le fond, viendroit ensuite à fermenter & à écarter les lévres de la playe, si l'on

les avoit rapprochées sans prendre
cette précaution. Cela fait, il faut
autant que faire se pourra, empêcher que l'air extérieur en péné-
trant dans l'intérieur de la playe,
ne coagule par son contact le sang,
ou le suc nourricier qui circule
dans les bords des lévres de la
playe, & qu'il ne le dispose à venir à suppuration : car c'est ce
qu'on ne sçauroit éviter avec trop
grand soin. Mais comme de tous
les corps mols & fluides, il n'y en
a aucun qui soit moins perméable
à l'air, que les *corps gras & huleux ;*
c'est aussi ceux dont il faudra se
servir pour frotter les lévres de la
playe, lorsqu'elles seront bien rapprochées , & pour les appliquer
dessus. Entre tous les corps gras,
l'on doit préférer pour l'usage dont
il s'agit, le *Beaume du Pérou liquide,*
ou *celui de Judée*, ou la *Thérébentine*
tout simplement ; & au défaut de
ceux-ci, l'on emploiera *l'huile de*

Noix ou d'*Olive*, pourvû qu'elles ne soient point rances. La maniére d'administrer ces remédes, consiste à en imbiber une compresse mollette, & à l'appliquer chaudement sur la playe. Après avoir rapproché les lévres de la playe, il faut travailler à les retenir dans cette situation : c'est à quoi servent les compresses & les bandages artistement appliqués ; manuel qui s'apprend beaucoup mieux par l'usage, & par l'éxamen de la configuration de la partie blessée & de la forme de la playe, que par toute la théorie que l'on trouve sur cette matiére dans le livre de Galien sur les bandages, & dans les autres Auteurs de Chirurgie. Il faut observer que les bandes doivent être faites de linge mol & usé, & que l'on ne doit point les appliquer immédiatement sur la playe ; mais il est nécessaire de la garnir auparavant d'une compres-

se simple, ou même de deux, une
de chaque côté pour maintenir
les lévres, & pour servir de point
d'appui ou de soutien au bandage
que l'on appliquera pardessus,
ayant la précaution de ne le serrer ni trop, ni trop peu ; car s'il est
trop lâche, il n'assujettira point les
lévres de la playe, & elles se dé-
rangeront aisément : s'il est au contraire trop serré, cette compression trop forte, ou attirera dans
les bords de la playe une inflammation, & de la douleur, symptômes extrémement redoutables
dans toutes sortes de playes ; ou
bien en interceptant le retour du
sang qui revient vers le cœur des
parties situées par - delà le bandage, elle occasionnera un gonflement douloureux, & une inflammation dans ces parties ; accident dont les suites sont toujours
à craindre, quoiqu'il soit en lui-
même assez léger.

Comme le sang trouve plus de difficulté à circuler dans la partie sur laquelle est appliqué le bandage, que dans toute autre, par rapport à la compression que souffrent les vaisseaux en différens endroits ; il est nécessaire de prévenir par l'application de remédes convenables l'arrêt total, & l'épaississement du sang qui séjourne çà & là. C'estpourquoi il est bon pendant les sept premiers jours, à compter de celui de la blessure, d'humecter de tems en tems l'appareil, c'est-à-dire, les compresses & les bandes avec du *vin rouge chaud*, ou de *l'esprit de vin*, aiguisé si l'on veut avec *celui de Sel ammoniac* ; tous remédes spiritueux & pénétrans, qui s'insinuent à travers les pores de la peau, jusque dans les vaisseaux, & excitent dans les humeurs qui y circulent un mouvement de fermentation qui les empêche de se coaguler, & les oblige de circuler. Au bout de ce tems , si la douleur & la chaleur de la partie blessée ne sont point insupportables , & qu'ainsi l'on n'ait plus à craindre la suppuration , l'on peut ôter tout l'appareil ; car pour l'ordinaire , la cicatrice est alors assez ferme pour s'en passer.

Il faut remarquer ici , que les playes de certaines parties ne permettent pas qu'on puisse y appliquer commodément un bandage, & qu'ainsi il est difficile de contenir leurs lévres rapprochées ; telles sont les playes des joües & du nez : c'est ce qui fait que l'on a inventé plusieurs artifices pour assujettir ces parties blessées dans une situation convenable. Entre autres , l'on a imaginé *de coudre* les lévres de ces sortes de playes , de maniére cependant que la couture n'est pas continüe, comme à l'ordinaire ; ce qui fait qu'on lui a

donné le nom de *suture entrecou-*
pée. Mais outre que les sutures laiffent toujours après elles une dif-
formité que l'on doit éviter , furtout dans les playes du vifage ; elles
ont encore cet inconvénient , que
les fils qui traverfent les chairs
venant à fe rompre avant que la
cicatrice foit formée , l'on eft obligé de faire une nouvelle future ,
ce qui eft très-incommode pour le
malade. De plus, la douleur violente qui accompagne cette opération , attire une tumeur inflammatoire , non-feulement dans les
endroits picqués, mais encore dans
toute l'étendûe de la furface des
lévres de la playe ; & par conféquent donne lieu à une fuppuration fâcheufe , & qui retarde la
réunion des parties. C'eft pour
éviter tous ces inconvéniens que
l'on a inventé un nouveau moyen,
qui fît l'office du bandage & de la
future tout à la fois ; & comme

l'application s'en fait sans aucun épanchement d'humeur , ses premiers inventeurs l'ont appellé *suture séche*. Voici en quoi elle consiste.

L'on prend deux morceaux de linge forts , mols , & d'égale grandeur , que l'on taille d'une figure propre à la nature de la partie & de la playe. L'on les replie du côté du bord qui doit toucher les lévres de la playe , & l'on les coud très-serré pour les rendre plus fermes , ce que l'on fait encore en passant des fils tout à travers , & dans toute leur largeur : ensuite l'on y attache plusieurs petits cordons plats & étroits. Cela fait, on enduit la partie opposée à celle où sont attachés les cordons avec un liniment , composé de matiéres gluantes & visqueuses, & l'on applique les linges ainsi préparés sur les lévres de la playe, un sur chaque lévre, vis-à-vis l'un de l'autre:

lorsqu'ils

lorsqu'ils font bien adhérens à la peau, l'on en approche les bords l'un de l'autre, en tirant les cordons dont nous avons parlé ; & par le même moyen les lévres fe rapprochent auffi : quand elles font ainfi rapprochées, l'on les affujettit en liant enfemble les cordons oppofés de chaque linge. L'on peut préparer de plufieurs maniéres des linimens pour appliquer fur ces linges. Par éxemple :

Prenez *Bol d'Arménie, Sarcocolle, & Maftich en poudre, de chacun une demi-once. Incorporez le tout dans du blanc d'œuf ; & frottez-en les linges avant de les appliquer fur la partie.* Ou bien :

Prenez *folle farine, Maftich, fang Dragon, & Bol d'Arménie, de chacun une demi-once ; Poil de Liévre, une quantité fuffifante. Incorporez le tout avec du blanc d'œuf, & gardez-le pour l'ufage.*

L'on peut au lieu de tout cela,

se servir de différens emplâtres ag-
glutinatifs ; la *poix* même de Cor-
donnier toute seule peut suffir, ou
la *Thérébentine* mêlée avec le *bol*
& la *sarcocolle*. Quoi qu'il en soit, la
suture séche a cet avantage, que
l'on peut la serrer & la relâcher
comme on veut ; & par conséquent, qu'on peut facilement observer ce qui se passe dans la playe,
& en nétoyer les lévres.

Les inconvéniens qui accompagnent les sutures, & que nous
avons rapportés plus haut, sont
cause que l'on a rarement recours
à cette opération dans les playes,
même considérables, des autres
parties, telles que sont celles qui
coupent transversalement des parties charnues : & je ne sçache pas
que l'on employe aujourd'hui les
sutures dans d'autres occasions,
que dans les grandes playes qui
pénétrent dans la cavité du bas
ventre ; n'y ayant pas d'autre

moyen d'empêcher les inteſtins de s'échapper par ces ſortes de playes, que d'en faire la ſuture, que l'on nomme pour-lors *Gaſtroraphie*. Les Chirurgiens ſont auſſi dans l'uſage de faire aux inteſtins, lorſqu'ils ſont ouverts, la ſuture qu'ils appellent *du Pelletier*, pour empêcher l'épanchement des matiéres qui y ſont contenues.

Pour ce qui eſt des playes des autres parties, l'on a banni toutà-fait de leur traitement l'uſage des ſutures. Cependant d'habiles Chirurgiens n'appréhendent pas encore aujourd'hui de réunir par ſuture les extrémités des tendons coupés ; & cela leur réuſſit quelquefois, ſurtout dans les ſujets d'une bonne conſtitution. Enfin, pour conſerver au ſang la qualité louable dont il a beſoin pour conſolider les playes, il faut obſerver éxactement un bon régime de vivre, & employer les remédes

dont nous parlerons dans le chapitre du Traitement intérieur des
playes.

CHAPITRE IX.

De la maniére dont il faut traiter les Playes composées.

Dans les grandes playes faites par incifion ou par contu-fion, le Chirurgien doit avoir deux attentions principales avant que d'appliquer le premier appareil. La premiére, de faire fortir tous les corps étrangers qui pourroient être entrés dans la playe. La fe-conde, d'arrêter l'hémorrhagie. Pour fatisfaire à la premiére de ces indications, il faut autant qu'il eft poffible faire mettre le malade dans la fituation où il étoit lorf-qu'il a été bleffé, afin d'avoir plus de facilité pour introduire la fonde dans la playe par le même chemin qu'ont tenu les corps étrangers en y entrant ; & il faut éxaminer si ces corps étrangers qu'on aura re-connus par la ſonde, peuvent être retiré par le même endroit que ce-lui par lequel ils ſont entrés. Si cela eſt, l'on doit ſur le champ les retirer avec le *Bec de Corbeau*, ou avec *celui de Cigne*, ou avec *le Tire-fond*, ou enfin avec quelques autres inſ-trumens de cette eſpéce. Si au con-traire, l'ouverture de la playe eſt trop étroite, ou ſi l'on rencontre des brides en introduiſant la ſon-de, il faut dilater & débrider avec le biſtouri, pour faciliter l'entrée aux inſtrumens dans l'intérieur de la playe. Il eſt cependant à propos de s'aſſurer, avant tout, de la figure du corps étranger renfermé dans la playe ; & s'il peut être re-tiré ſans danger, ou s'il n'eſt point ſitué auprès de gros vaiſſeaux, que l'on pourroit bleſſer en tâchant de le faire fortir. Car fi c’étoit, par éxemple, l’extrémité recourbée d’un dard, qui eût pénetré dans une playe, l’on voit bien qu’il ne feroit pas poffible de l’en retirer fans caufer la dilacération de plufieurs parties. C’eftpourquoi il faudroit prendre le parti de le laiffer dans la playe, comme toutes les autres chofes que l’on ne peut pas en retirer ; ou bien il faudroit lui ouvrir une autre fortie, en faifant une contre-ouverture dans la partie oppofée à la playe. S’il y a de gros vaiffeaux d’ouverts ou de coupés entiérement, & que le fang fourniffe affez abondamment pour faire appréhender la *fyncope*, la *défaillance*, ou l’*épuifement des forces* du bleffé ; il faut remédier d’abord à ce fymptôme, comme étant le plus preffant, & en venir enfuite à l’extraction des corps étrangers.

Pour arrêter l’hémorrhagie des gros vaiffeaux, il faut bien nétoyer la playe , jufqu'à ce qu'on découvre l'ouverture des vaiſſeaux qui fourniſſent le ſang ; & s'il y a lieu d'eſpérer qu'il puiſſe s'arrêter par l'uſage d'un topique adſtringent ordinaire , l'on appliquera auſſitòt le ſuivant.

Prenez *Aloes ſoccotrin , encens mâle ,* de chacun parties égales. Mêlez le tout avec ſuffiſante quantité de blanc d'œuf , pour donner la conſiſtance d'un miel , dont vous chargerez des poils de Liévre , ou de la charpie , que vous appliquerez enſuite ſur l'ouverture du vaiſſeau , & ſur toute la playe. Ou bien :

Prenez *Bol d'Arménie , Colcothar , Maſtich ,* de chacun en poudre une demi - once. Mêlez bien le tout enſemble , & appliquez de cette poudre ſur le vaiſſeau ouvert , & retenez-la deſſus avec des plumaceaux , ou des tentes ſoupoudrées avec la même poudre.

Si l'hémorrhagie continüe toujours malgré l'usage de ces adstringens ordinaires, il faut appliquer sur le vaisseau ouvert *le bouton de vitriol* enveloppé dans de la charpie ; & l'assujettir avec des tentes & des plumaceaux, que l'on soutiendra avec des compresses, & un bandage. Quelques-uns préférent *l'esprit de vitriol* au *vitriol même* ; ils trempent dedans des plumaceaux, qu'ils appliquent ensuite sur les vaisseaux ouverts ; mais ce styptique a plusieurs inconvéniens qui peuvent en rendre l'usage suspect dans la pratique ; car outre qu'il excite dans les playes des douleurs affreuses, il coagule encore par ses pointes acides, non-seulement le sang qui est contenu dans les extrémités des vaisseaux coupés, mais encore celui qui est renfermé dans les vaisseaux des lévres de la playe qui sont encore entiers ; & même cette coagulation s'étend assez avant. D'où il arrive que les parties qui environnent les vaisseaux ouverts, venant à se corrompre & à suppurer ; elles les corrompent aussi, font cause qu'ils s'ouvrent de nouveau, & produisent de rechef une hémorrhagie.

Lors donc que l'on a tenté inutilement les adstringens ordinaires, il n'y a pas d'autre parti à prendre que de saisir avec des pinces le vaisseau ouvert, & d'en faire la ligature, ayant soin d'embrasser avec, quelque portion de chairs environnantes, pourvû que la nature de la partie blessée le permette. Si le vaisseau s'étoit retiré dans les chairs, de maniére qu'il fût caché, il faudroit travailler avec le scalpel, jusqu'à ce qu'on en eût découvert l'ouverture pour la saisir, & ensuite faire la ligature du vaisseau.

Après avoir fait sortir de la playe tous les corps étrangers, & avoir arrêté le sang par le moyen de compreſſes frottées avec le mélange adſtringent ordinaire, fait avec le *Bol d'Arménie & le blanc d'œuf*; il faut remplir la playe de plumaceaux entaſſés les uns ſur les autres, ſans cependant être trop ſerrés, & y appliquer pardeſſus un bandage convenable. Il ne faut point lever ce premier appareil, que les vaiſſeaux qui étoient ouverts ne ſoient refermés; ce qui arrive tantôt plutôt, tantôt plûtard, ſuivant que les vaiſſeaux coupés ſont plus ou moins gros, ou ſuivant la différence des remédes dont on s'eſt ſervi : comme, par éxemple, au bout d'un, de deux, de trois, ou de quatre jours, toutes les fois que l'on n'a pas employé la ligature. Quoi qu'il en ſoit, pour prévenir les tumeurs inflammatoires que pourroit attirer l'arrêt du ſang dans différens endroits de la ſurface des playes, occaſionnées tant par la compreſſion du bandage, que parceque les vaisseaux coupés se sont retirés ; il est bon d'entretenir le plus que l'on peut le sang dans un état de fluidité, afin qu'il puisse être emporté par le courant de la circulation, & être repompé des endroits obstrués où il s'étoit arrêté, dans la cavité des veines. C'est à quoi serviront les fomentations faites avec *du vin chaud*, ou *de l'esprit de vin*, ou *des eaux vulnéraires spiritueuses* que l'on appliquera sur l'appareil, & sur les parties voisines.

Il ne faut pas oublier de dilater tout d'abord l'entrée & la sortie de la playe, non-seulement afin d'en retirer les corps étrangers ; mais encore pour prévenir les différens accidens qui surviennent, par cela seul, qu'une playe est trop étroite. Car si une playe dont le fond est très-large, a son entrée ou sa sortie très-étroite ; alors il est fort difficile d'y introduire

des plumaceaux chargés de médi-
mens, fans blefler les lévres de la
playe, & par conféquent fans caufer de grandes douleurs ; ce qui
arrivant à chaque panfement, devient très-incommode au malade,
& en même tems très-pernicieux
pour la playe, & en rend le traitement plus long & plus difficile.
C'eftpourquoi il eft néceffaire de
bien dilater l'entrée de la playe,
autant que la nature de la partie
bleffée le permettra, & même fa
fortie, fi elle en a une. Ainfi comme toutes les playes, mais furtout
celles qui font faites par un coup
de moufquet, par un dard, ou par
tout autre inftrument quelconque,
n'ont point de conduit pour fervir
d'égoût au fang & au pus, il faut
leur en pratiquer un ; de peur que
le pus & les autres humeurs en
croupiffant dans le fond de la
playe, ne forment des finus & des
fiftules qui retarderoient la guéri-

son. L'on doit avoir attention de faire la dilatation dans la partie la plus déclive, afin que la propre pesanteur des matiéres renfermées dans la cavité de la partie, les entraîne dehors ; & il faut surtout avoir soin, après avoir appliqué le bandage & l'appareil convenable, de donner à la partie blessée une situation qui favorise la sortie des matiéres. Car il arrive souvent que les humeurs qui se seroient écoulées du fond de la playe dans une situation directe, y séjournent & y croupissent, lorsque l'on est couché sur le dos.

Dans les playes des tendons, leurs extrémités coupées se retirent de part & d'autre ; & venant ensuite à suppurer dans les guaines qui les renferment, la suppuration gagne toutes les parties dont ils sont environnés dans leur trajet. Pour éviter ces suppurations qui sont très-fâcheuses, & qui sont accompagnées de grandes inflammations & de douleurs aigües, le Chirurgien n'a rien de mieux à faire que de dilater ces sortes de playes , & de mettre à découvert les extrémités des tendons qui étoient recouvertes par leurs guaines ou par des chairs ; afin de pouvoir y appliquer des remédes convenables.

Il ne faut pas dans le premier pansement d'une playe , trop ménager la peau ni les chairs ; mais il faut faire la dilatation la plus grande qu'il est possible : car il arrive souvent qu'une playe que l'on avoit dilatée d'abord , se retrécit ensuite tellement par le gonflement de ses lévres , qu'on a peine à y faire entrer la charpie , les bourdonnets, & les plumaceaux, dont les Chirurgiens ont coutume de se servir pour porter les médicamens dans l'intérieur des playes, & pour les y retenir.

Outre cela, le Chirurgien doit encore obferver, que fi la dilatation qu'il a été obligé de faire, ou fi la bleffure même, ont formé quelques angles ou quelques lambeaux de peau ou de chair, il faut les emporter fur le champ ; de maniére que le contour de la playe foit terminé par une feule ligne, foit droite, foit courbe, & non interrompue par des angles excédens.

L'on doit auffi, dès la premiére fois que l'on éxamine une playe, remarquer fi fon ouverture eft affez grande pour donner iffûe à tout le fang renfermé dans le fond de la playe, ou à tout le pus qui s'y formera par la fuite ; ou bien s'il n'eft pas à propos de leur pratiquer une autre fortie plus commode dans la partie oppofée, & la plus déclive de la playe. Car fi cela paroiffoit néceffaire, il n'y auroit point de tems à perdre ;

il faudroit fur le champ fe fervir
du *fcalpel*, ou de quelqu'autre inftrument, pour faire cette opération. Mais afin de s'aſſurer que
l'ouverture qu'on fera alors, pénétre dans la cavité même de la
playe, il faut introduire une ſonde
pointue dans la playe, & la faire
paſſer à travers les chairs, juſqu'à
ce qu'elle forte au-delà de la peau.
Enſuite à la faveur de cette ſonde,
l'on ſe fera jour avec le *biſtouri*
juſque dans l'intérieur de la playe;
obſervant, ſi l'on eſt obligé de couper des muſcles, de ne pas faire
l'inciſion tranſverſale, mais paral-
léle à la direction des fibres charnues, de peur de les rendre incapables d'agir dans la ſuite. Et comme les fibres charnues ſéparées,
ſuivant leur longueur, reſſerrent
tellement, ſoit en ſe contractant,
ſoit lorſqu'elles viennent à s'en-
flammer, l'ouverture qu'on a pra-
tiquée, qu'il ſeroit impoſſible d'y

faire entrer les *tentes* & les *plumaceaux*; l'on ne sçauroit jamais faire cette ouverture trop grande.

Lorsque l'on a à traiter une playe faite par armes à feu, ou par quelqu'autre instrument contondant, l'on doit avoir grand soin de couper & d'emporter éxactement tout ce qui se trouve meurtri, & comme brûlé dans les lévres de la playe; c'est-à-dire, qu'il faut rendre ces sortes de playes semblables à des playes faites par incision, en en retranchant toutes les chaires mortes. C'est le seul moyen qu'il y ait d'amener à suppuration les playes d'armes à feu; autrement elles se termineroient par la mortification; & il y auroit à craindre que la *gangréne* & le *sphacéle* s'emparant des parties voisines qui n'ont point été blessées, n'y produisissent les mêmes ravages que si ils étoient occasionnés par toute autre cause, ce qui met-

troit le malade dans un grand danger de la vie. Mais si la nature de
la partie qui ne seroit pas char-
nue , tels que sont les *articles* , ne
permettoit pas de couper tout ce
qui a été contus , il faudroit du
moins faire des *scarifications* jusqu'au vif avec la pointe des ci-
seaux , & couper tout ce qui seroit
meurtri dans les lévres de la peau.

Si la playe se trouve compli-
quée avec *fracture* des os , il faut
examiner avant tout si la fracture
est trop considérable , & si les os
sont rompus en de trop petits
fragmens pour donner lieu d'espérer qu'ils puissent se réunir par la
suite. C'estpourquoi si ce sont de
grands os , tels que *le Femur* , *le*
Tibia , *l'Humerus* , *le Cubitus* , *le Ra-*
dius , qui soient entiérement fracturés , & pour ainsi dire , moulus,
le Chirurgien doit laisser-là la
playe , & ne s'occuper que d'arrêter l'hémorrhagie , & de faire

l'amputation de toute la partie : car les os étant fracassés de la maniére que nous venons de le dire, cette partie n'est plus propre à éxercer aucune de ses fonctions & de ses mouvemens ordinaires. L'on peut consulter sur cette matiére les Traités des amputations. Mais si la fracture est telle, qu'il soit resté une grande portion de l'os sans être endommagée, ou que l'on puisse espérer la réunion des parties fracturées par le moyen du *Cal* ; ou si la portion d'os qui est rompu, est divisée en plusieurs fragmens, l'on doit faire grande attention à la playe, & s'assurer au juste de l'endroit de la *fracture*. Ensuite il faut retirer avec précaution, & sans effort, toutes les *esquilles* qui sont détachées, & abandonner celles qui tiennent encore trop, soit à des chairs soit au Périoste, jusqu'à ce que la suppuration en procure le détachement.

Il eſt bon cependant d'éxaminer s'il eſt plus avantageux de faire ſortir les eſquilles par la playe mê-me , & de porter auſſi par-là les remédes ſur l'os fracturé, ou bien s'il ne ſeroit pas plus à propos de faire auprès de la fracture une au-tre ouverture qui facilitât & l'ex-traction des eſquilles , & l'applica-tion des médicamens ſoit ſur l'os découvert & ſur le Périoſte , ſoit ſur les chairs. Si l'on juge devoir prendre ce parti, il faut tout d'a-bord pratiquer une longue & lar-ge inciſion pour mettre à décou-vert l'os fracturé. Lorſque la frac-ture de l'os eſt tranſverſale , après avoir panſé la playe , & y avoir appliqué *un bandage feneſtré* à l'en-droit qui répond à ſon ouverture, l'on remettra les piéces fracturées dans leur ſituation, & l'on les aſſu-jettira par le moyen de *fanons* & *d'atelles* ; afin que , lorſque le cal aura ſoudé enſemble les parties diviſées, le membre conſerve ſa figure naturelle. L'on contiendra les fanons & les atelles par un autre bandage feneſtré, afin de pouvoir changer l'appareil toutes les fois qu'on le jugera néceſſaire.

Lorſque ce ſont de petits os, tels que les *Phalanges des doigts*, qui ont été entiérement rompus & briſés par une playe, il faut en venir à *l'amputation*, & la faire dans l'articulation la plus voiſine qui n'a point été endommagée; ayant ſoin d'emporter de la peau qui recouvre la Phalange, tant intérieurement qu'extéricurement, autant qu'il eſt néceſſaire pour que les extrémités des tendons que l'on coupera dans cette opération, reſtent à découvert, même après s'être retirés. Par-là l'on évite la douleur & les autres accidens fâcheux, qui ſuivent ordinairement la ſuppuration qui arrive aux tendons bleſ-ſés, lorſqu'ils ſe retirent ſous la

peau , & dans leurs guaines où ils
restent cachés, & où ils se corrompent.

Après avoir pris toutes les précautions que nous venons de détailler , l'on peut lever tout l'appareil au bout d'un , de deux , de
trois , ou même de quatre jours ,
plus ou moins , suivant la nature
de la playe , & la grandeur des
vaisseaux coupés qui doivent se
fermer. Mais comme cet appareil,
tant à cause de la chaleur des lévres de la playe , qu'à cause des
médicamens visqueux & tenaces
dont il est enduit , s'attache fortement aux côtés de la playe, &
qu'on ne peut l'enlever sans tirail-
ler les parties ausquelles il est adhérent , & sans causer une douleur d'autant plus grande, que les
lévres de la playe sont plus gonflées & remplies de sang ; il faut
avoir soin d'humecter la charpie
avec quelque liqueur , avant que

de l'enlever. On se servira pour cela *de vin rouge chaud, mêlé avec moitié eau*; de peur que par son acrimonie, il n'irrite trop les lévres de la playe, qui sont alors très-sensible. Au lieu de vin, on peut employer *la décoction d'orge, édulcorée avec un peu de miel*; & même *de simple eau tiéde suffit*, au défaut de toutes ces choses. Ceux qui dans pareille occasion se servent *d'esprit de vin*, ou *d'eau vulnéraire spiritueuse*, ne font point attention que c'est-là le véritable moyen d'augmenter la douleur, que l'on doit cependant s'occuper à calmer dans le traitement des playes. Ainsi il faut se donner de garde de prendre de pareils guides dans la pratique. S'il y avoit quelque portion de charpie qui restât obstinément attachée aux lévres de la playe, quoique l'on l'eût humectée auparavant; il faudroit l'y laisser, & ne faire aucun effort pour l'arracher,

L'on doit faire tout ce que nous venons de dire très-promtement ; afin d'appliquer sur la playe un nouvel appareil chargé de remédes convenables, aussitôt que l'on aura enlevé le premier : car rien n'est plus pernicieux pour les playes, rien n'en augmente plus les douleurs, rien enfin n'est plus propre à coaguler le sang, & à en arrêter le cours dans les vaisseaux qui rampent à la surface des playes, que de les laisser long-tems exposées à l'air.

CHAPITRE X.

Où l'on continue d'expliquer ce qui regarde le traitement des Playes composées.

IL nous reste actuellement à détailler la maniére dont il faut s'y prendre, pour satisfaire à la seconde indication qui se présente

à

à remplir dans le traitement des playes confidérables ; & à rapporter quels font les médicamens que l'on doit employer pour amener à fuppuration les lévres gonflées de ces fortes de playes. D'abord il faut diftinguer ces playes en deux efpéces. La premiére eft de celles qui intéreffent des parties charnues feulement ; la feconde eft de celles qui fe rencontrent dans des parties nerveufes & tendineufes. Dans le premier cas , c'eft-à-dire lorfqu'il n'y a que des parties charnues fimplement de bleffées ; comme leurs lévres ne peuvent point venir à fuppuration , à moins que le fang qui eft arrêté dans leurs vaiffeaux , n'y trouve affez d'efpace pour fe raréfier en entrant dans une corruption fermentative qui le change en pus, l'on doit, pour lui procurer cet efpace & pour le mettre au large, relâcher autant qu'il eft poffible , les vaif-

G

feaux qui le renferment. C'eſt à
quoi peuvent ſervir efficacement
les applications, ou de liqueurs
ſimplement aqueuſes, ou de médicamens gras & onctueux. Mais
comme les remédes aqueux ont
leurs parties ſéparées les unes des
autres, & par conſéquent très-
faciles à ſe diſſiper par le moindre
mouvement ; il arrive de-là que la
chaleur immodérée des lévres de
la playe ne leur permet pas de
demeurer long-tems attachées ſur
elles, & qu'elle les fait promtement évaporer. D'où l'on voit
que cette eſpéce de remédes n'eſt
point du tout propre à attirer la
ſuppuration dans les lévres d'une
playe ; & il ſeroit inutile pour éviter l'inconvénient dont nous venons de parler, de fomenter continuellement la partie avec les médicamens en queſtion : car de pareilles fomentations en délayant &
étendant trop les parties ſalines

du sang, qui par leur mouvement devroient exciter la fermentation putréfactive de ce liquide, empêchent & retardent beaucoup la suppuration. Il n'en est pas de même des corps gras & sulphureux, dont les parties étant adhérentes les unes aux autres se séparent difficilement ; ce qui fait que la chaleur des lévres d'une playe sur lesquelles on les applique, n'étant pas capable de les dissiper & de les faire évaporer, elles y restent plus long-tems attachées, & autant qu'il le faut pour relâcher les vaisseaux au point qui est nécessaire, pour que le sang se change en pus. Il y a encore une autre raison, pour laquelle les remédes gras & sulphureux doivent être préferés, lorsqu'il s'agit de procurer la suppuration des playes : c'est qu'ils sont chargés de *parties salines* de différente nature, comme *de parties acides*, ou *salées-acides*, âcres, ou

falées-àcres ; lefquelles , furtout fi
elles font d’une moyenne volati-
lité , étant agitées par la chaleur,
pénétrent le tiffu du fang qui eft
arrêté dans les lévres de la playe ;
& en en divifant infenfiblement les
parties , les difpofent à entrer en
fermentation. De tout cela , il s’enfuit qu’il faut imbiber la charpie
dont on doit remplir la cavité d’une
playe , avec des remédes gras &
fulphureux. Il faut choifir pour cela , non pas ceux que nous dicte la
raifon , qui , lorfqu’elle eft feule ,
eft toujours un fort mauvais guide ; mais ceux qu’une longue fuite
d’expériences a enfeigné être propres à cet effet, obfervant de donner la préférence à ceux qui en
même tems qu’ils font plus effica-
ces, font aufli plus fimples & plus
faciles à préparer. Comme tous ces
médicamens agiffent en digérant,
& en meuriffant , pour ainfi dire ,
le fang qui eft arrêté dans les lévres

de la playe pour le changer en pus, l'on peut leur donner le nom de *remédes digeſtifs, maturatifs, & ſup-puratifs.* Leurs ingrédients, & la maniére de les préparer varient à l'infini. Mais le *digeſtif* le plus ordinaire, & celui qui eſt le plus en uſage, ſe prépare de la maniére ſuivante.

Prenez *Thérebentine de Veniſe* quatre onces, deux jaunes d'œufs, *huile de lin,* ou *de lys,* ou *de vers,* ou *de petits chiens;* ou même *de l'huile commune qui ſoit nouvelle,* une quantité ſuffiſante. Mêlez le tout enſemble, & faites-en un digeſtif. Ou bien, ſuivant Ambroiſe Paré :

Prenez *Huile de violette,* ou *de lin,* trois livres; faites bouillir dedans deux petits chiens nouveaux-nés, juſqu'à ce que les os quittent les chairs. Ajoutez-y vers de terre préparés, une livre : faites cuire le tout à lente chaleur; paſſez-le par un linge & exprimez. Vous ajouterez enſuite Thérebentine *de Venise trois onces, Eau-de-vie six onces.*

Si l'on veut donner à cette huile de chien, la confiftance d'un baume épais, ce qui eft plus commode dans le panfement des playes, l'on peut y ajouter une plus grande dofe de *Thérebentine* ; par exemple, jufqu'à deux livres. Ou bien :

Prenez *onguent Bafilic quatre onces, beurre frais, ou huile de Mille-pertuis égale quantité. Mêlez le tout pour un digeftif.*

Pour les perfonnes aifées, l'on peut employer *le Baume du Pérou, ou celui de Judée,* à la place du digeftif ordinaire.

Quelques Praticiens font dans l'ufage de mêler à ces digeftifs de la poudre de myrrhe & d'aloës, furtout dans les playes faites par des armes à feu, ou par contufion ; & cela pour éviter, difent-ils, la pourriture. Mais comme ces fortes de remédes font âcres &

fulphureux, ils defléchent les playes
en diffipant les parties féreufes
qui s'y rencontrent ; enforte qu'ils
font moins propres à procurer une
fuppuration louable, qu'à la retar-
der, par l'irritation & le refferre-
ment qu'ils produifent fur tous les
vaiffeaux qui contiennent le fang
qui doit fe changer en pus : car ces
vaiffeaux ainfi froncés & contractés, tiraillent en fe retirant ceux
qui communiquent avec eux, auffi-
bien que toutes les parties aufquelles ils font adhérents ; ce qui
augmente confidérablement la
douleur. D'autres Praticiens plus
éxacts obfervateurs de ce qui fe
paffe dans les playes, s'étant ap-
perçu du danger qu'il y avoit de
fe fervir de ces *poudres deffeicatives*,
ont entiérement profcrit cette pratique, que l'on tenoit des Anciens
comme par tradition ; & s'étant
avifés de n'employer que les *matu-*
ratifs les plus fimples, en y ajou-
G iv

tant des *onguens émolliens*, tels que celui d'*Althæa*, ils ont remarqué que par cette nouvelle méthode la suppuration des playes se faisoit beaucoup mieux. Je croirois volontiers que cette coutume de mêler des médicamens *desséchans* avec les *digestifs*, n'a été introduite que par un préjugé; & qu'après avoir observé que les corps morts que l'on avoit embaumé avec les poudres d'*aloës* & de *myrrhe*, se desséchoient sans se corrompre, se dissoudre, ni se pourrir, l'on a été conduit à penser que ces mêmes poudres étoient capables de prévenir la pourriture dans les playes qui menacent de *gangréne*. Mais ceux qui ont raisonné de la sorte, & qui ont les premiers employé ces sortes de remédes, n'ont pas fait attention combien leur usage est contraire aux indications qui se présentent à remplir dans le traitement des playes : car en même tems qu'ils avoient intention de faire fuppurer les playes , c'eſt-à-dire , d'exciter la corruption fermentative du ſang qui eſt arrêté dans les vaiſſeaux coupés de la partie bleſſée , auſſi-bien que la diſſolution , tant des vaiſſeaux que du propre tiſſu des lévres de la playe ; ils faiſoient d'un autre côté tout ce qu'il falloit pour empêcher cette diſſolution & cette fermentation ſuppurative ; & par conſéquent , ils paroiſſoient vouloir entreprendre tout à la fois deux choſes oppoſées l'une à l'autre. Quiconque eſt accoutumé à ſe rendre raiſon de ce qu'il fait en Chirurgie , s'appercevra aiſément que ce n'eſt pas avec plus de fondement que quelques autres Chirurgiens , très-habiles d'ailleurs , mêlent avec les remedes *ſuppuratifs & digeſtifs* , de *l'eſprit-de-vin, ſoit ſimple, ſoit camphré,* ou de *la teinture de myrrhe & d'aloës,* à

G v

deſſein d'empêcher la pourriture.

Après avoir chargé des plumaceaux d'une forme convenable *des remédes digeſtifs* dont nous venons de parler, on garnira avec, l'intérieur de la playe ; ce qu'il faut faire très-adroitement & très-légérement, de peur d'exciter par un contact trop rude, de la douleur dans les lévres de la playe. L'on doit auſſi obſerver que la charpie dont on ſe ſert, ſoit mollette ; afin d'éviter une fâcheuſe compreſſion qu'elle cauſeroit par ſa dureté, ſi elle étoit trop compacte. Il eſt encore néceſſaire dans les playes qui ont beaucoup d'étendûe, d'appliquer un appareil le plus ſimple qu'il eſt poſſible ; car, lorſqu'il eſt compoſé de pluſieurs tentes, plumaceaux, bourdonnets, & compreſſes, il faut beaucoup plus de tems pour en faire l'application : d'où il arrive que l'air a tout le loiſir d'agir par son contact sur la playe, & d'y produire les mauvais effets que nous avons dit plus haut être si redoutables. Pour prévenir ces accidens, l'on fera un plumaceau de charpie qui soit assez grand pour couvrir toute la superficie de la playe ; & l'on remplira le vuide qui restera, avec de la charpie mollement entassée. La playe étant ainsi pansée, l'on éxaminera la partie blessée, pour voir si elle n'est point tuméfiée ou enflammée, ou si elle est dans son état naturel. Si l'on s'apperçoit que non-seulement les lévres de la playe, mais encore les parties voisines soient enflées, & que la peau soit rouge, enflammée & brûlante, & que le blessé y sente une pulsation douloureuse, l'on appliquera tous ses soins à relâcher cette partie enflammée, & à en calmer les douleurs ; ou plutôt à modérer la trop grande raréfaction du sang.

G vj

Il y a deux moyens différens d'appaiſer la tenſion douloureuſe des vaiſſeaux , & de tout le tiſſu de la partie tuméfiée. Le premier eſt de rendre aux fibres qui ſont diſtendues & tiraillées leur reſſort naturel, pour qu'elles puiſſent par leur contraction chaſſer dans leurs canaux de décharge , les humeurs qui ſéjournent dans les vaiſſeaux qu'elles compoſent. Le ſecond conſiſte à relâcher ces mêmes fibres encore plus qu'elles ne le font , & aſſez pour qu'elles puiſ-ſent céder & faire place aux humeurs qui abordent continuelle-ment , ou qui ſe raréfient par leur fermentation.

L'on peut pour redonner le ton & le reſſort aux fibres qui ont été forcées par le gonflement d'une partie, ſe ſervir de l'une des trois eſpéces de médicamens dont nous allons traiter. Premiérement, l'on peut employer les remédes que l'on appelle *adstringens* ; c'est-à-dire , des remédes qui étant appliqués sur quelqu'endroit , & venant à diminuer de volume , & à se contracter sur eux-mêmes , resserrent toutes les parties ausquelles ils adhérent , & les repoussent tellement vers leur centre, qu'ils expriment les humeurs qui y étoient renfermées , & résistent à l'effort de celles qui y sont poussées. Ou bien , l'on peut en second lieu appliquer sur la partie enflée & tuméfiée , des médicamens qui soient capables , en condensant le sang , de modérer la chaleur & l'expansion des humeurs qui sont arrêtées ; tels sont les médicamens actuellement froids , ou tels en puissance , & que l'on appelle vulgairement *répercussifs* , par rapport à leur effet ; lequel consiste à produire dans les fibres élémentaires de la partie enflammée , un froncement qui repousse vers l'intérieur les humeurs qui abordent dans les vaisseaux de cette partie. Troisiémement, enfin l'on peut se servir des *résolutifs*. L'on entend par ce terme, des médicamens qui divisent & attenuent les humeurs arrêtées dans la partie, qui les rendent plus coulantes; en un mot, qui leur donnent assez de fluidité pour qu'ils puissent obéir à l'effort que les fibres des vaisseaux, & de tout le tissu de la partie gonflée, font pour se contracter.

Il s'agit présentement de déterminer lequel de ces trois genres de médicamens l'on doit préférer, lorsqu'on a dessein de ramener les fibres trop distendues d'une partie tuméfiée à leur état naturel. D'abord il paroît, tout bien examiné, que l'on doit craindre en pareil cas, l'usage des *adstringens*; car l'inégalité du resserrement qui arrive aux linges sur lesquels on étend ces remédes pour pouvoir

les appliquer fur une tumeur , eſt
cauſe qu'ils compriment inégalement la partie fur laquelle on les
applique , & qu'ils la reſſerrent
auſſi inégalement , ſans changer
pour cela en rien la qualité des
humeurs qui y ſéjournent. De-là
il arrive que les adſtringens ne
font qu'exciter de la douleur, par
la compreſſion inégale que la peau
ſouffre de leur part ; & quand bien
même le ſang , qui par ſon arrêt
forme la tumeur , auroit conſervé
ſa fluidité , ce qui eſt tant à déſi-
rer en cette occaſion ; l'on comprend aiſément par ce que nous
venons de faire remarquer , que
l'uſage des remédes en queſtion
ne ſeroit pas capable de faire paſſer ce ſang dans les veines qui lui
ſervent ordinairement de débou-
ché , & que l'inégalité avec laquelle ils compriment la partie ,
ne feroit que pouſſer les humeurs
d'un endroit de la tumeur dans un

autre moins comprimé , mais pareillement distendu & gonflé: d'où s'ensuivroit une distension encore plus grande , & par conséquent une douleur plus vive & plus aigüe.

Quant aux *répercussifs* , on ne doit pas attendre de leur application un meilleur effet que des adstringens. Ils modéreront à la vérité la douleur : car comme ils agissent en réprimant la trop grande chaleur & la trop grande raréfaction des humeurs , & en en rapprochant les parties , & les coagulant ; on ne peut pas nier que le sang réduit à un moindre volume , laissera un vuide qui permettra aux fibres de la partie gonflée qui étoient tiraillées , de s'affaisser sur lui, & de reprendre peu à peu leur mouvement de contraction. Mais d'un autre côté ,l'épaississement du sang s'opposera à ce que ces fibres en se contractant , puiſſent l'exprimer de la partie où il eſt engagé ; ainſi il s'y endurcira de plus en plus, & la tumeur dégenérera en une eſpéce de ſchire, qui eſt une des maniéres la plus à craindre, dont les tumeurs puiſſent ſe terminer, & que l'on doit encore plus appréhender dans les playes. Ces raiſons, je croi, doivent ſuffire pour faire comprendre qu'on ne ſçauroit trop éviter l'uſage des *répercuſſifs*, lorſqu'il s'agit de calmer la tenſion douloureuſe d'une partie bleſſée.

Les *réſolutifs* n'ont aucun des inconvéniens que nous venons de rapporter ; & ils ont de plus cet avantage, qu'ils briſent & atténuent les molécules trop groſſiéres du ſang qui croupit dans les parties bleſſées ; de ſorte que les fibres venant à ſe contracter, ne trouvent aucun obſtacle à le faire paſſer dans les veines. C'eſt auſſi ce qui nous détermine à conſeiller l'application de ces remédes fur les parties bleſſées qui ſont tendues & tuméfiées, plutôt que de ſe ſervir alors des *adſtringens* & des *répercuſſifs*.

Nous ne prétendons cependant pas pour cela exclure tout-à-fait du traitement des playes les *adſtringens* & les *répercuſſifs*. Nous les croyons quelquefois néceſſaires, ſurtout pour prévenir le gonflement des lévres & des parties voiſines d'une playe ; pourvû que l'on en faſſe l'application auſſitôt la playe faite, ou peu de tems après. En effet, ces remédes fortifient le ton de la partie bleſſée, & la mettent en état de réſiſter à l'abord des humeurs, & d'empêcher qu'elles n'y ſéjournent. C'eſtpourquoi rien n'empêche qu'auſſitôt qu'une perſonne a été bleſſée, l'on n'applique dans le premier appareil un médicament adſtringent, tel que le ſuivant.

Prenez *Bol d'Arménie*, *folle farine*, de chacun égales parties; *gomme Tragacant*, le quart de la quantité des drogues précédentes. Mêlez le tout avec suffisante quantité de blanc d'œuf; & frottez-en un linge, que vous appliquerez sur la partie blessée.

Pour ce qui est des *résolutifs*, l'on peut en prescrire de différentes façons, pour appliquer sur les tumeurs qui surviennent aux playes. Par exemple :

Prenez *farine d'Orobe*, ou de fêves, ou de la mie de pain, une livre; faites-en un Cataplâme, avec quantité suffisante de vin rouge. Ou bien :

Prenez *esprit de-vin rectifié*, quantité suffisante, pour fomenter continuellement avec, la tumeur. Ou bien :

Prenez *pulpe des feuilles de Pariétaire*, ou d'*Hyeble*, ou de *Morelle*, ou de *Jusquiame*, quantité suffisante; imbibez-la bien d'esprit-de-vin pour un Cataplame. Ou bien :

Prenez *fleurs de Camomille*, de

Mélilot, de chacun une once ; sommi-
tés de Romarin, de Thin, de chacun
une poignée. Faites bouillir le tout
légerement dans du vin rouge, avec
lequel vous fomenterez nuit & jour
la partie affligée.

Les Cataplâmes faits avec les
farines mentionnées, avec la mie
de pain, & le vin, ou avec la pulpe des herbes ci-deſſus nommées,
doivent être préferés pour en faire l'application ſur les parties nerveuſes & tendineuſes. Mais lorſqu'on a affaire à des parties charnues, l'on ſe trouve mieux de l'u-
ſage de *l'eſprit-de-vin, ſoit ſimple,*
ſoit aiguiſé avec le Sel armoniac.

Il arrive cependant aſſez ſouvent, que lorſque le ſang eſt trop
épais & trop âcre, l'uſage des *réſo-*
lutifs le fait bouffer conſidérablement ; ce qui augmente la tenſion,
la douleur, & la chaleur de la partie bleſſée. Pour remédier à ces accidens, il faut avoir promtement

recours aux *relâchans* & aux *émol-*
lients, tels que font les corps gras
& huileux, ou même aqueux, ou
qui participent des uns & des autres. Entre les médicamens gras
& huileux *l'huile Rofat*, *celles de*
Mille-pertuis, *de vers de terre*, *de*
petits chiens, *de briques*, *d'œufs*, &c.
méritent la préférence. A leur défaut, l'on fe fervira de *bonne huile*
d'Olive. Tous ces remédes doivent
être tiédes, avant que l'on en frot-
te la partie tuméfiée : ils conviennent principalement dans les playes
des parties tendineufes & nerveufes, prefque point dans celles des
parties charnues.

Parmi les émollients moitié
aqueux, moitié huileux, l'on doit
préférer les Cataplâmes fuivans.

Prenez *pulpe de racine d'Althæa*,
de Lys, *de chacune deux livres* ; *fari-*
ne de graine de lin, *quatre onces.*
Mêlez le tout, *& en faites un Cata-*
plâme. Ou bien ;

Prenez *pulpe de feuilles de Mauve & de Branche urſine, deux livres ; farine de graine de lin, quatre onces ; huile Roſat une ſuffiſante quantité.* Faites du tout un Cataplâme. Ou bien :

Prenez *mie de pain blanc, une livre ; lait de Chévre, trois livres.* Faites bouillir juſqu'en conſiſtance d'un Cataplâme ; auquel vous ajouterez trois jaunes d'œufs, & une ſuffiſante quantité d'huile de vers. Ou bien :

Prenez *lait de Chévre, deux livres ; farine de graine de lin, huit onces.* Faites cuire juſqu'à conſiſtance de Cataplâme.

Il faut remarquer en paſſant, qu'on doit changer ces cataplâmes au moins deux fois le jour, ſans toucher pour cela au reſte de l'appareil. L'on pourroit cependant laiſſer le même cataplâme, ayant ſoin ſeulement de l'humecter de tems en tems, & de fomenter la partie avec quelque décoction émolliente, comme celle de racine de *Guimauve*, de *Mauve*, de *Branche urfine*, ou même avec du *lait tiéde*.

Tout étant ainfi difpofé, il faut attendre que les lévres de la playe viennent à fuppurer : mais fi l'on veut hâter cette fuppuration, & ne l'a point troubler lorfqu'elle commencera à fe faire, il faut défendre la playe du contact de l'air ; & par conféquent, ne point changer le premier appareil, qui eft chargé de digeftif convenable, qu'au bout de deux ou trois jours ; à moins que la violence de la douleur n'annonçât qu'il feroit arrivé un grand changement dans la playe, & ne fît appréhender que la gangréne y furvînt : auquel cas il faudroit lever l'appareil de tems en tems, pour être plus à portée de remédier au danger dont on eft menacé. Mais fi la douleur n'eft pas trop incommode, que le bleffé n'éprouve point un fenti-

ment de brûlure, ne reſſente point
d'élancemens fort vifs, qu'on ne
remarque point que la partie bleſſée ſoit plus froide qu'à l'ordinaire ; l'on doit laiſſer l'appareil juſqu'à ce qu'il ſe ſoit formé de nouvelles chairs à la place de celles
qui ſont contuſes, & enflammées,
& que la ſuppuration doit détruire : c'eſt ce qui n'arrive que le troiſiéme ou le quatriéme jour.

Une choſe à laquelle on ne peut
trop prendre garde, c'eſt que le
pus, la matiére purulente, ou la
ſanie ne s'arrête & ne ſéjourne
dans quelque recoin de la playe,
& ne pratique inſenſiblement quelques *ſinus fiſtuleux* dans l'interſtice
des chairs : c'eſtpourquoi l'on emportera éxactement avec des tentes mollettes le pus & la ſanie, pre-
nant garde d'exciter de la douleur
au malade. Mais afin de mieux nétoyer la playe, l'on prendra une
éponge que l'on trempera dans
une

une simple décoction chaude de
racine de *Guimauve* ; & ayant auparavant tant soit peu relevé l'appareil, l'on exprimera cette éponge dans la playe ; l'on enlevera
aussitôt après le premier appareil,
& l'on en appliquera tout de suite
un nouveau, sans se mettre en
peine de nétoyer la playe de la
décoction qu'on y a versée, de peur
que le sang ne venant à se coaguler dans la surface de la playe, si
elle restoit long-tems exposée à
l'air, n'attirât une nouvelle inflammation. Il est même nécessaire
pour prévenir cette action de l'air,
d'approcher de la playe un réchaut
rempli de braise allumée, à moins
que la grande chaleur de la saison
ne s'y opposât.

Lorsque la playe que l'on a à
traiter est très-profonde, & qu'elle pénétre bien avant dans les
chairs, ensorte que l'on ne puisse
pas y introduire des plumaceaux,

H

l'on doit bien se donner de garde
de fourer dans sa cavité des tentes trop dures, sous prétexte d'y
porter les *digestifs* dont on les enduit, si l'on veut épargner au malade une douleur continuelle, &
une inflammation des lévres de la
playe, qui n'auroit point de fin. Il
vaut beaucoup mieux injecter dans
ces sortes de playes longues &
étroites de la *Therebentine* dissoute
dans un peu d'huile, ou du *Digestif ordinaire*, ou de l'onguent *Basilic* qu'on aura fait fondre auparavant ; & l'on couvrira ensuite à
l'ordinaire, tant l'entrée que la
sortie de la playe, avec des plumaceaux mollets, chargés de *digestif.*

Aussitôt que la suppuration
commencera à diminuer, & que
l'on verra paroître dans toute l'é-
tendûe de la playe, des grains
charnus, rouges & vermeils, l'on
cessera entiérement l'usage des

onguens ; de peur que la suppuration venant à continuer , ne fît
tomber le blessé en *Marasme* par
la dissipation continuelle qu'elle
produiroit du suc nourricier , &
pour empêcher en même tems
l'excroissance des chairs fongueuses sur les lévres de la playe ; &
l'on passera sur le champ à l'usage des simples *Détersifs*, parmi lesquels il n'y en a point de meil-
leurs que les eaux chaudes , surtout celles de *Balaruc* : car elles
ont cet avantage pardessus toutes
les autres , qu'elles peuvent se
transporter dans les pays les plus
éloignés, sans perdre de leur vertu ;
& même qu'elles peuvent se conserver pendant un an entier , sans
se corrompre , pourvû qu'on les
garde dans des vaisseaux convenables. Quant à leur efficacité
dans le traitement des playes ,
une expérience de vingt années a
appris aux Médecins & aux Chi-

H ij

rurgiens de Montpellier, que leur usage étoit toujours suivi d'un succès évident. Mais rien ne confirme plus cette pratique, que la guérison inespérée &, pour ainsi dire, miraculeuse de Monseigneur le Duc d'Orléans, premier Prince du Sang. Cet illustre guerrier étant occupé au siége de Thurin, à réparer lui-même le mauvais état auquel l'imprudence de quelques Officiers avoit réduit nos affaires, fut blessé dangereusement près du carpe de la main gauche. La playe avoit meurtri & déchiré deux des tendons du muscle *sublime*, sçavoir, celui qui va au doigt annulaire, & celui qui fléchit le petit doigt. Une fiévre ardente ne tarda pas à paroître, & l'on ne fut pas long-tems sans appréhender que la gangréne ne s'emparât de la playe, & même de tout le bras. Ces terribles accidens s'appaisérent enfin, les chairs contuses &

les tendons vinrent à suppuration. Mais cette suppuration finie, l'application des médicamens, même les plus doux, ne faisoit qu'exciter des douleurs très-violentes ; ce qui engagea les Médecins & les Chirurgiens qui soignoient le Prince dans cette maladie, de faire venir des eaux de Balaruc, pour plonger dedans le bras de leur illustre malade. Ces eaux produisirent un effet si marqué, qu'en moins d'une heure, toute la douleur se dissipa, le bras se défenfla à vûe d'œil ; les doigts qui étoient auparavant contractés sur eux-mêmes, commencérent à s'étendre ; enforte que la playe qui avoit près de quatre pouces de diamétre, se referma tellement par l'usage continué du bain des eaux de Balaruc, & des plumaceaux imbibés de ces mêmes eaux, que sans qu'il s'engendrât aucune chair fongueuse, elle n'avoit plus au bout de

H iij

quinze jours qu'un pouce de lar-
ge.

C'est pourquoi l'on nétoyera les
playes trois ou quatre fois le jour,
avec de l'eau de Balaruc tiéde, &
l'on les couvrira simplement avec
des plumaceaux trempés dans la
même eau. Je dis trois ou quatre
fois par jour ; car il est beaucoup
mieux de nétoyer souvent les
playes , lorsqu'il a commencé à
pousser de nouvelles chairs , que
de les laisser plusieurs jours sans
en changer l'appareil & sans les
panser, comme font quelques Chirurgiens d'armée, qui appréhendent un peu trop le contact de
l'air, qu'ils regardent comme fu-
neste aux playes. Je conviens avec
eux, qu'il faut exposer les playes
à l'air le moins que l'on peut, &
changer l'appareil avec toute la
promtitude possible, si l'on a envie
d'éviter que le suc nourricier &
le sang qui circule dans la surface

de la playe ne fe coagulent : mais j'ai bien de la peine à approuver la pratique de ceux qui veulent qu'on ne change l'appareil que tous les trois ou quatre jours, même lorfque la fuppuration eft ceffée. Car avant que les chairs nouvellement produites ayent acquis la fermeté d'une cicatrice, leur tiffu eft fi foible & fi délicat, qu'elles laiffent échapper & qu'elles fuintent une lymphe nourriciére qui s'épanche dans la cavité de la playe. Là, cette lymphe privée auffitôt de fes parties fpiritueufes change de nature ; & venant à fermenter, elle contracte une acreté qui la met en état de ronger les chairs, & de les rendre ou trop mollaffes, ou dures & racornies.

L'on pourra m'objecter que la coagulation du fuc nourricier & du fang dans la furface de la playe, n'eft pas quelque chofe de moins à craindre que les accidens que nous appréhendons si fort. Je l'avoue ; mais il est facile de prévenir cette coagulation, en munissant la playe contre les mauvaises impressions de l'air, tant par l'application de médicamens détersifs que l'on fera chauffer, & avec lesquels on humectera & on lavera la playe, qu'en corrigeant le froid de l'air par l'approche de réchauts remplis de braïe allumée ; mais en voilà assez sur cet article.

Comme on ne peut pas avoir partout des eaux de Baraluc, ou d'autres de même nature, l'on se servira à leur place de médicamens détersifs composés artificiellement : en voici un très-aisé à préparer.

Prenez *lessive bien chargée de cendres quelconques, une partie ; mêlez avec cinq parties d'eau de fontaine ou de riviére, & vous fomenterez les playes avec cette liqueur.* Ou bien :

Prenez *lessive de cendres de Per-*

venche , d'*Aigremoine* , de *Mille-
pertuis* , d'*Abſinthe de Chamedrys* ,
une partie ; mêlez avec cinq parties
d'eau de fontaine. Ou bien :

Prenez *racines de Gentiane* , d'*A-
riſtoloche* , de chacune deux onces ;
Orge en grain , deux pincées ; *fleurs
de Mille-pertuis* , & de *Roſes rouges* ,
de chacune trois pincées. Faites bouillir
le tout dans ſuffiſante quantité d'eau
de fontaine ; ajoutez ſur quatre livres
de la colature , quatre onces de *miel
Roſat* , ou de *vin blanc*. Ou bien :

Prenez *eau de fontaine* quatre parties , que vous mêlerez avec une partie d'*eſprit-de-vin*.

L'on peut , ſi l'on veut , ſe contenter d'étuver tout ſimplement la
playe avec du *vin rouge* ou *blanc* ,
pur ou mêlé avec de l'eau ; ou ſe
ſervir d'*eſprit-de-vin* , pareillement
mêlé avec de l'eau , mais dans
lequel on aura fait infuſer auparavant de l'*Abſinthe* , du *Chamedrys* ,
& des fleurs de *Mille-pertuis*.

H v

Après avoir continué l'usage
des *Déterfifs*, jufqu'à ce que la cavité de la playe fe foit remplie de
chairs, & que la cicatrice ait commencé à fe former dans fes bords,
l'on foûpoudrera ces nouvelles
chairs avec des remédes *deffica-
tifs & cicatrifans*, réduits en poudre extrémement fine ; tels font la
Tuthie préparée, la *Litarge*, la *pierre Calaminaire*, la *Ceruffe*, le *Plomb
brûlé*, le *Pompholix*, la *Terre figil-
lée*. L'on appliquera auffi fur la
playe, des plumaceaux chargés de
ces mêmes poudres ; & l'on en
continuera l'application, jufqu'à
ce que la cicatrice foit entiérement formée. L'on peut fubftituer
aux poudres dont nous parlons,
l'*Onguent de Tuthie*, le *Dia-Pompho-
ligos*, le *Defficatif rouge*, &c.

S'il s'engendroit dans la playe
des chairs qui ne fuffent point grai-
nues & inégales, mais polies &
mollaffes ; comme ces fortes de

chairs tombent bien vîte en colliquation , & se changent en sanie
ou en pus , il faudroit pour hâter
la guérison , les détruire avec des
Detersifs plus âcres , ou même avec
les *Cathéretiques*. Il suffit pour cela ,
de mêler au Digestif ordinaire, de
la poudre de *Myrrhe* & d'*Aloës*; ou
un tiers , un quart plus ou moins ,
de l'*Onguent Ægyptiac* ; ou enfin ,
l'on pansera la playe avec le *Baume de Venus* , dont voici la prépa-
ration.

Prenez *Verd-de-gris philosophique-
ment préparé , deux onces ; huile de
Thérebentine , une livre. Faites digé-
rer à un feu de sable très-doux pendant quinze jours ; au bout de ce tems ,
vous décanterez l'huile verte qui sur-
nagera , & vous la garderez pour
l'usage.*

L'on peut à sa place faire usage
du *Baume verd de Metz.* Ou bien :
Prenez *Précipité blanc ou rouge ,
& Alun calciné , de chacun deux*

gros ; Onguent Bafilic , trois onces.
Mêlez le tout bien exactement , &
enduifez vos tentes de cet Onguent ;
ou bien , l'on touchera légerement les
chairs baveufes , avec la pierre infer-
nale ordinaire.

Mais l'on doit s'attacher principalement , furtout pour prévenir les chairs fongueufes , à corriger les vices du fang , ou à lui
conferver fa qualité , fi elle eſt
louable.

Tout ce que nous avons pref-
crit jufqu'ici , pour le traitement
des Playes compofées , ne regarde
que celles qui font faites dans des
parties charnues ; nous allons ex-
pofer préfentement la maniére de
traiter les playes qui attaquent
les nerfs , ou les tendons.

L'on remarquera d'abord , que
fi un tendon eſt prefqu'entiérement coupé , de forte qu'il y ait
à craindre que la fuppuration ne
détruife ce qui en refte , il faut

achever de le couper tout-à-fait, pour éviter les accidens qui pourroient survenir. De plus, l'on se gardera bien d'appliquer, tant sur les nerfs que sur les tendons coupés ou découverts, de quelque maniére que ce soit, les *Digestifs* ordinaires, ou les Baumes capables de procurer la suppuration. Les sels dont ces médicamens sont chargés, les rendent trop irritans, pour qu'on puisse les appliquer sur des parties aussi sensibles, sans exciter des douleurs extrémement vives. Il suffira d'employer pourlors l'huile ordinaire de Thérebentine, si l'on n'en a pas d'autre sous la main, ou bien l'huile jaune ou rouge de la même Thérebentine, distillées suivant le procédé ordinaire, lesquelles auront ensuite été passées plusieurs fois sur les cendres, & distillées jusqu'à trois ou quatre fois avec de l'eau de fontaine; afin de les dépouiller

des parties salines qui y domi-
noient, & les rendoient trop actives. L'on trempera des plumaceaux
mollets dans ces huiles ainsi pré-
parées, & l'on les appliquera sur
les nerfs ou les tendons blessés.
L'on pansera le reste de la playe à
l'ordinaire, savoir, avec les *Digestifs* que nous avons décrits.

Il y en a qui conseillent de panser les nerfs ou les tendons coupés avec *la teinture de Myrrhe*, ou
avec *de l'esprit-de-vin*, à dessein
d'empêcher la corruption & la
pourriture. Mais l'on sçait par expérience que les nerfs ou les tendons, soit qu'ils soient simplement
découverts, soit qu'ils soient contus, soit enfin qu'ils soient blessés
de quelque maniére que ce puisse
être, ne se recouvrent jamais de
chairs, & ne se guérissent point,
à moins que leur surface, & même quelquefois tout leur tissu n'ait
suppuré auparavant; ce qui ne peut

pas arriver fans pourriture & cor-ruption , & ce qui par conféquent pourroit fuffire pour faire connoî-tre l'imprudence qu'il y a d'em-ployer les *teintures de Myrrhe* , & *d'Aloës* , auffi-bien que les autres vulnéraires fpiritueux de differen-tes efpéces.

Outre cela , la douleur énorme que l'on ne fçauroit éviter avec trop de foin dans les playes , & qui fuit toujours l'application des remédes fpiritueux fur des parties auffi fenfibles que le font des nerfs ou des tendons , devroit encore faire donner l'exclufion à de pa-réils remédes dans le traitement des playes dont il s'agit ; d'autant plus que la fécherefle qu'ils pro-duifent dans ces fortes de playes , en retarde beaucoup la fuppura-tion. Il y a encore plus que tout cela : les remédes fpiritueux ap-pliqués fur des tendons ou fur des nerfs fe diffipent aifément, & s'évaporent par la grande chaleur des parties bleſſées ; d'où il arrive que les tentes que l'on avoit trempées dedans, étant bientôt à ſec, s'ab-breuvent de la ſéroſité qui ſuinte de toute l'étendûe de la playe ; & qu'ainſi les nerfs ou les tendons ſont continuellement humectés par ces humeurs ſéreuſes , qui cependant ſont très-nuiſibles, tant aux os qu'aux parties nerveuſes. L'on obvie à tous ces inconvé-niens, par l'uſage des différentes huiles tirées de la Thérebentine.

. Pour ce qui eſt des playes qui ſont compliquées avec fracture des os , l'on les traitera tout comme les autres , à moins qu'il n'y eût des os de découverts , qui éxigent alors un traitement particulier. L'on doit ſurtout prendre garde que le pus ou la ſanie , chargés qu'ils ſont de ſels âcres & corro-ſifs , ne les rongent & ne les ca-rient : & comme les os dépouillés de leur périoste, s'uniſſent rarement aux chairs qui les environnent, avant que de s'être exfoliés, c'eſt-à-dire, avant que leur lame la plus extérieure qui a ſouffert le contact de l'air, ne tombe comme par feuilles & par écailles, ce qui ne peut ſe faire que dans l'eſpace de trente ou quarante jours ; l'on aura ſoin de tenir leur ſurface le plus à ſec qu'il eſt poſſible. C'eſtpourquoi l'on évitera l'application des remédes gras & huileux, qui ſont capables de ramollir & de relâcher le tiſſu des os, & qui par conſéquent mettroient obſtacle à leur exfoliation : mais l'on panſera les os avec les ſimples *Spiritueux*, ou avec les poudres *Catagmatiques* ; telles que ſont celles de *Myrrhe*, d'*Encens*, d'*Aloës*, de *Gentiane*, d'*Euphorbe*, dont on ſoûpoudrera des plumaceaux, pour les appliquer enſuite ſur l'os découvert : ou bien, l'on trempera ces plumaceaux dans la *teinture de Myrrhe & d'Aloës*, ou dans de simple *esprit-de-vin*. L'on en entassera plusieurs les uns sur les autres, pour absorber le pus & la sanie qui découlent des chairs qui sont en suppuration, & qui s'épancheroient sur l'os, & l'endommageroient. L'on aura soin d'empêcher qu'il ne se forme des chairs fongueuses, qui s'opposeroient à ce qu'on ne pût panser l'os commodément ; & l'on ne songera pas à faire cicatriser la playe, avant que l'exfoliation de l'os découvert soit tout-à-fait terminée, & que toute la surface de l'os ne soit recouverte de grains charnus & vermeils.

Il est encore un symptôme qui mérite une attention particuliére de la part du Chirurgien, c'est la *gangréne* & le *sphacéle* ; & cette attention doit être d'autant plus sérieuse, que lorsque cet accident survient dans les playes même les plus légéres, il met le blessé dans un danger évident. Aussitôt donc que l'on appercevra dans les parties blessées les signes qui annoncent la gangréne, comme une couleur rouge foncée, accompagnée d'une grande tension & d'un sentiment de brûlure, ou que la partie deviendra pâle, enflée, œdemateuse, engourdie, ou extraordinairement livide, ou que de chaude & brûlante qu'elle étoit, elle deviendra froide, ou enfin qu'elle commencera à être insensible ; il n'y a point de tems à perdre.

Il faut sur le champ, si c'est la trop grande tension & la chaleur trop ardente de la partie qui font appréhender la gangréne, dégorger par des scarifications les lévres de la playe, & les parties voisines, du sang qui y séjourne. Pour calmer la trop violente fermentation du sang & sa raréfaction extraordinaire, l’on appliquera des Cataplâmes *émollients*, & tant soit peu *résolutifs*, dont voici quelques exemples.

Prenez *pulpe de fiente de Vache, deux livres ; détrempez-les dans la décoction de racine de Guimauve & de graine de Lin, suffisante quantité, pour faire un Cataplâme que vous appliquerez sur la partie affligée, & que vous étuverez aussi de tems en tems avec la décoction susdite.* Ou bien :

Prenez *farine d’Orobe, de fêves, & de fenu-grec, de chacune six onces ; vin rouge, suffisante quantité, pour faire un Cataplâme qu’on appliquera sur la partie, & que l’on humectera de tems en tems avec du vin.*

Si ces remédes augmentoient la douleur & le sentiment de brûlure, l’on appliquera le Cataplâme de mie de pain & de lait, ou le suivant.

Prenez *pulpe d'oignon de Lys*, &
*de racine de Guimauve, ou de feuilles
de Mauve, deux livres; farine d'O-
robe, six onces; huile de Lin, ou de
Vers de terre, suffisante quantité, pour
faire du tout un Cataplâme.*

Mais si les signes de la Gangréne menaçante sont la pâleur
de la playe, une tumeur œdemateuse, & un engourdissement, l'on
mettra en usage les remédes *stimu-
lans, chauds & résolutifs.* Par éxemple:

Prenez *pulpe de fiente de Vache,
deux livres; Suye de cheminée, demi-
livre; urine putréfiée, suffisante quantité, pour faire un Cataplâme qu'on
appliquera sur la partie, & que l'on
humectera de tems en tems avec de
l'urine, ou avec de l'esprit-de-vin.*

Il faut remarquer que ce dernier Cataplâme ne convient point
du tout dans le premier cas; il
augmenteroit considérablement la
chaleur & la douleur; & bien-loin

de prévenir la gangréne (ce qu'auroit fait l'application de remédes
plus doux,) il l'attireroit imman-
quablement, & beaucoup plutôt.
Le fuivant produiroit auffi le même effet; il ne convient que dans
le fecond cas.

Prenez *pulpe de feuilles d'Hiéble
ou de Sureau , deux livres ; femences
de Daucus, de fenu-grec, d'Orobe, de
Lupin, de chacun trois onces; urine corrompue,ou efprit-de-vin, aiguifé avec celui de fel Armoniac, fuffifante quantité,
pour faire un Cataplâme qu'on appliquera fur le champ fur la partie , &
que l'on humeÊtera continuellement
avec de l'urine , ou de l'efprit-de-vin.*

Lorfque la gangréne aura été
précedée par la lividité, la perte
de fentiment, & le froid de la partie bleffée ; l'on fera auffitôt de
profondes fcarifications jufqu'au
vif, & l'on emportera avec le bif-
touri tout ce qui eft privé entiérement de vie , ou l'on le détruira

avec des *remédes Cathéretiques &*
Cauſtiques. Si la gangréne eſt ſuper-
ficielle, l'on baſſinera d'abord la
partie avec de *l'eſprit-de-vin cam-*
phré, & aiguiſé avec *celui de ſel Ar-*
moniac. Enſuite l'on la frottera avec
l'onguent Ægyptiac, continuant toujours de la fomenter après, avec
l'eſprit-de-vin camphré ; ou bien,
l'on y appliquera le Cataplâme
ſuivant.

Prenez *farine de Lentilles & de*
Lupins, de chacun une livre, & avec
ſuffiſante quantité de décoƈtion d'Ab-
ſinthe, de Sauge & de Marjolaine,
faites un Cataplâme pour appliquer ſur
la partie ; & vous l'humeƈterez conti-
nuellement avec cette même décoƈtion,
ou avec de l'eſprit-de-vin camphré.

Mais ſi la gangréne pénétre plus
avant dans la playe, ou dans les
parties voiſines, l'on détruira comme nous venons de le dire, tout
ce qui ſera corrompu, ſoit en
l'emportant avec le *fer*, ſoit en le

rongeant avec les *Cathéretiques* les plus puiſſans. Pour cet effet, l'on étuvera la partie avec des plumaceaux, qu'on aura trempés dans *l'eau Phagédenique ordinaire*, qui ſe prépare de la maniére ſuivante.

Prenez *Sublimé corroſif, un gros & demi ; eau de Chaux, une livre. Mêlez le tout enſemble, & vous aürez un Cathéretique.* Ou bien :

Prenez *Mercure crud, huit onces ; diſſolvez-les dans eſprit de nitre, dix onces. Ajoutez à cette diſſolution, ſix onces d'eſprit-de-vin rectifié, pour faire un Cathéretique dont vous vous ſervirez non-ſeulement pour manger les parties gangrénées & ſphacélées, mais encore pour conſumer les chairs ſuperflues & endurcies, ſi vous avez la précaution de l'adoucir auparavant, avec moitié d'eau ſimple, & d'y ajouter un peu de miel.*

La maniére d'appliquer ce reméde qui eſt très-efficace, eſt d'en moüiller des tentes, avec leſquelles

on

on touchera les parties gangrénées.

Après avoir détruit par les Caustiques les parties sphacélées, l'on doit procurer la chûte de l'escharre qu'ils ont produite, & faire suppurer les chairs qui lui sont unies. L'on mettra pour cela en usage les *maturatifs* & les *suppuratifs* décrits dans l'article de la suppuration des playes ; ou bien, l'on employera ceux qui suivent.

Prenez Onguent Basilic & d'Althæa, de chacun quatre onces ; Beurre frais, deux onces. Mêlez le tout pour faire un Onguent. Ou bien :

Prenez Onguent Basilic, six onces ; Cautére potentiel ordinaire dissous dans un peu d'eau, trois gros. Mêlez le tout, & faites un Onguent. Ou bien :.

Prenez Savon mol, & Beurre frais, de chacun quatre onces. Faites-en un Onguent, dont vous frotterez des tentes que vous appliquerez sur la partie malade.

Néanmoins comme il y a à craindre que la suppuration, sans laquelle cependant ne peut point se faire la chûte de l'escharre, n'attire une nouvelle inflammation dans la playe, supposé que l'usage même des *Caustiques* ne l'ait point occasionné ; l'on appliquera sur la partie gangrénée, & sur celles du voisinage un *Cataplâme défensif*, composé avec *la mie de pain & le vin*, ou avec *les farines de Lupin & d'Orobe, & le vin* ; ou enfin, *avec la mie de pain & le lait*, ou d'autres choses semblables.

Quoi qu'il en soit, l'on se donnera bien de garde de mêler dans les *Suppuratifs* & les *Digestifs*, dont on se servira pour faire tomber l'escharre, *des poudres de Myrrhe, d'Aloës & d'Absinthe*, suivant la coutume du commun des Chirurgiens ; car ces sortes de poudres desséchent encore plus la croute, & retardent ainsi la suppuration.

néceſſaire pour la faire tomber.

Si l'application des *Cauſtiques* ne pouvoit pas empêcher le progrès de la gangréne , l'on auroit recours au *Cautére actuel* ; c'eſt-à-dire , à un *fer rouge* , avec lequel on brûleroit les chairs mortes. Bien plus, ſi la gangréne avoit fait un progrès ſi conſidérable , qu'elle ſe fût emparée de tous les muſcles de la partie , il n'y auroit pas d'autre parti à prendre , que de faire l'amputation du membre dans l'endroit le plus convenable. Il faudroit même après avoir bien examiné toute l'étendûe qu'occupe la gangréne , faire cette opération au plutôt ; de peur que le ſang corrompu par la gangréne , en ſéjournant plus long-tems dans la partie bleſſée , ne communiquât ſa mauvaiſe qualité à celui qui circule dans les environs , & qu'il n'en occaſionnât la diſſolution, la colliquation , & la fonte , ou la

coagulation : deux qualités tout-
à-fait opposées l'une à l'autre ; mais
également mortelles, lorſqu'elles ſe
rencontrent dans le ſang.

CHAPITRE XI.

De la maniére dont on doit traiter intérieurement les bleſſés.

LA premiére indication qui
s'offre à remplir dans ce traitement, eſt de prévenir la congeſ-
tion du ſang, & la tumeur inflammatoire dont les lévres de la playe
ſont menacées : car de quelque
nature que ſoit la playe, ou les
vaiſſeaux ont été coupés, & ſe
ſont enſuite criſpés, froncés & retirés ; ou bien, ils ont été deſſéchés, brûlés, & comme cautéri-
ſés ; & de façon ou d'autre, ils
oppoſent un obſtacle à la liberté
du cours du ſang dans leur cavité ;

lequel par conséquent ne pouvant paſſer outre, s'accumule dans les lévres de la playe, & en d'autant plus grande quantité, qu'il eſt pouſſé plus abondamment vers la partie bleſſée. C'eſtpourquoi toute l'attention du Médecin doit être d'abord d'empêcher que le ſang ne ſe porte vers cette partie en auſſi grande, ou même en plus grande quantité que de coutume. Mais comme les humeurs ne coulent dans les parties qu'en raiſon de la viteſſe avec laquelle le cœur les pouſſe dans les artéres, & de la quantité que les vaiſſeaux en contiennent ; il eſt évident que pour empêcher que les humeurs n'abordent dans les parties comme à l'ordinaire, il n'y a pas d'autre choſe à faire que de diminuer le volume du ſang, ſoit en en évacuant une portion, ſoit en retranchant de ce qui ſert à réparer ſes pertes continuelles. Pour cet effet,

l'on fera saigner le malade prefque auffitôt qu'il aura été bleffé;
& l'on réitérera les faignées qui
doivent être très-copieufes , jufqu'à trois ou quatre fois & davantage , à moins qu'une grande hémorrhagie n'eût fuffifamment dé-
fempli les vaiffeaux.

Pour empêcher que la réparation des pertes continuelles que
fait le fang , ne l'entretiennent
toujours dans la même quantité ;
l'on tiendra le bleffé à une *Diéte*
très-févére , & l'on lui retranche-
ra de fa nourriture ordinaire autant qu'il eft néceffaire pour diminuer le volume de fon fang , fans
trop épuifer fes forces. Et comme
les alimens groffiers & folides forment un chyle , & par conféquent
un fang épais , & par cela même ,
moins difpofé à fe diffiper , mais
au contraire plus propre à conferver fon volume & fa quantité ordinaire , l'on défendra aux bleffés

l'ufage de tout aliment folide quelconque : l'on procurera au fang le plus de fluidité qu'il fera poffible, afin d'en favorifer la diffipation. C'eft à quoi ferviront les alimens liquides qu'on prefcrira au malade ; fçavoir, des bouillons à la viande pour toute nourriture ; & s'il n'eft pas poffible de le refufer aux defirs du bleffé ou à fa foibleffe humaine, l'on lui accordera outre les bouillons quelques panades légeres, ou des crèmes de Riz très-délayées, ou des œufs frais pour prendre une ou deux fois par jour, aux heures convenables.

L'on interdira aux bleffés l'ufage de tout ce qui eft capable d'augmenter le mouvement, foit circulaire, foit fermentatif du fang, & d'attirer par-là des tumeurs inflammatoires dans la playe. C'eft pourquoi ils s'abftiendront de boire *du vin* ; & ils uferont pour toute boiffon, *d'eau panée*, ou *de décoc-*

tion d'Orge, ou *de celle de Capillaires*, & *de fleurs de Mauve*, comme étant des liqueurs très-propres à calmer le mouvement du sang.

Il ne suffit pas, pour empêcher le sang de se porter trop abondamment dans les parties, d'en avoir diminué le volume ; il faut encore s'oppoſer à ce que la force & la viteſſe de la contraction du cœur, en augmentant & la violence & la rapidité avec laquelle il parcoure les artéres, n'en détermine pendant le même eſpace de tems, une plus grande quantité vers la partie bleſſée. C'eſtpourquoi l'on aura recours aux ſaignées, toutes les fois que l'on s'appercevra que le cœur redoublera la force & le nombre de ſes contractions.

Mais comme le mouvement du cœur ne s'accélére qu'à proportion de l'augmentation du mouvement fermentatif du sang , & de

celui des parties , de quelque nature qu’elles puissent être , qui servent à la contraction du cœur ; il
s’enfuit que lorsque le mouvement
de cet organe devient plus rapide
& plus fréquent dans les playes ,
l’on doit s’occuper principalement
à modérer la fermentation du
sang , & la vitesse du fluide qui
produit la contraction du cœur.

C’est pourquoi , comme la fermentation du sang n’est entretenue que par la juste proportion ,
soit en quantité , soit en masse des
parties hétérogênes , mais surtout
des parties acides-volatiles & âcres
qui se rencontrent & se choquent ;
il est évident que cette fermentation sera d’autant plus violente ,
que les parties salines fermentatives seront en plus grand nombre ,
ou plus grosses, & plus massives , ou
d’une nature plus propre à lutter
vivement les unes contre les autres.
Ainsi, pour calmer ce trop grand

mouvement, soit dans les blessés, soit dans d'autres malades, il faut ou diminuer la quantité des parties fermentatives qui sont superflues dans le sang, ou faire ensorte qu'il ne s'en mette en mouvement que ce qui convient ; ou les atténuer & diviser, si elles sont trop grossiéres & trop massives ; ou enfin, les embarrasser & les empâter tellement, qu'elles ne puissent pas agir les unes sur les autres.

Il y a différens moyens de satisfaire à la premiére de ces quatre indications ; car l'on peut évacuer les parties salines trop développées qui surabondent dans le sang, & qui y excitent une fermentation trop violente, ou par les urines, ou par la transpiration, ou par les selles, suivant que l on employera ou les *Diaphorétiques*, ou les *Diurétiques*, ou les *Purgatifs.* Ainsi l'on mettra en usage chacun de ces moyens, ou du moins un des trois, pour souſtraire au ſang la quantité excédente des parties fermentatives dont il eſt chargé : & comme les Sudorifiques, auſſi-bien que les Diurétiques chauds fouettent extraordinairement le ſang, & l'agitent vivement, ce que ne font point les Purgatifs doux, l'on ſe ſervira pour déter-miner les parties ſalines ſuperflues par la voie du ventre, de ces der-niers remédes ; tels ſont le *Sené*, la *Rhubarbe*, la *Manne*, la *Caſſe*, les *Tamarinds*, *l'infuſion de Roſes pâ-les*, *le Syrop de fleurs de Pêcher*, &c. L'on voit par-là que les Purgatifs minoratifs ſont propres à modérer les trop grandes & les trop fré-quentes contractions du cœur.

L'on demandera ſans doute dans quel tems il faut purger les bleſſés. A cela je réponds qu'on peut le faire en tout tems, excep-té lorſque les accidens ſont dans

I vj

toute leur force, c’eſt-à-dire, dans le tems de la ſuppuration ; parcequ’alors la violence de la fermentation confond tellement les parties ſalines avec les autres principes du ſang, qu’elles ne peuvent en être dégagées que difficilement : & ſuppoſé que cela arrive, & qu’elles ſoient préſentées à différens couloirs, la rapidité du mouvement du ſang les entraîne, & les empêche de s’échapper par ces organes ſécrétoires ; c’eſtpourquoi l’on purgera les bleſſés tous les jours indifféremment avant le tems ordinaire de la ſuppuration, ayant eu ſoin de les faire ſaigner auparavant. L’on les purgera de même, la ſuppuration étant finie : ce qu’on fera auſſi dès les commencemens, lorſque la fermentation du ſang & la fiévre ne ſont pas encore bien fortes ; afin d’emporter les parties hétérogênes qui pourroient exciter l’une & l’autre, en cas qu’il s’en fût amaſſé dans les vaiſſeaux avant la bleſſure reçue. L’on purgera de même le bleſ-ſé, s’il lui ſurvient *une Diarrhée*, s’il tombe dans *le Délire*, s’il eſt atta-qué *de mouvemens convulſifs*, s’il eſt accablé *d’un grand aſſoupiſſement*; & dans ce dernier cas, l’on met-tra en uſage les *Purgatifs* les plus forts, nommés *Mochliques*.

On ſatisfera à la ſeconde indi-cation, en retranchant l’uſage de tout ce qui peut fournir au ſang une grande quantité de parties fermentatives, comme *le Vin*, *tou-tes les liqueurs ſpiritueuſes*, *les bouil-lons trop forts de viande*, *les alimens trop échauffans*; en un mot, toutes les choſes capables d’augmenter le mouvement des humeurs, & de développer de plus en plus les par-ties ſalines qui nagent dans la lym-phe, & qui en ſont émouſſées.

De plus, comme les vives dou-leurs, par l’agitation qu’elles cau-

sent dans tout le suc nerveu, contribuent beaucoup à mettre en
mouvement les parties salines du
sang, & à en exciter ainsi la fermentation ; il ne sera pas mal,
pour prévenir celle-ci, de calmer
les douleurs qui se feront sentir
dans la partie blessée. C'est à quoi
serviront efficacement les *Narcoti-*
ques, surtout ceux qui sont tirés
de l'*Opium*, & entre autres le *Lau-*
danum simple, ou l'*Extrait d'Opium.*
Rien n'est plus propre à appai-
ser la douleur, & à calmer les
accidens qu'elle entraîne ordinairement après elle ; comme, par
exemple, les *Insomnies*, le *Délire*,
& les *Convulsions*. La crainte que
les Anciens avoient mal-à-propos
que ces sortes de remédes ne
retardassent la suppuration des
playes, & ne les fissent tomber en
gangréne ; cette crainte, dis-je,
ne doit point nous retenir. Nous
sommes convaincus par une expé-

rience de plusieurs années, que l'uſage de *l'Extrait d'Opium* accélere la ſuppuration des playes , & la rend beaucoup moins fâcheuſe. Bien plus , les *Narcotiques* (prudemment adminiſtrés) ont très-ſouvent prévenu la gangréne.

Quant à la troiſiéme indication, qui conſiſte à diviſer les molécules ſalines trop groſſiéres qui entretiennent dans un trop grand mouvement de fermentation la maſſe du ſang; l'on employera dans cette vûe les *délayants* & les *atténuants.* Une boiſſon abondante d'eau ſimple , ou de légeres décoctions faites avec la *Pimpernelle* & les *Capillaires* conviennent parfaitement bien pour détremper le ſang , & le rendre plus coulant ; ſurtout les décoctions dont nous parlons , qui par le Sel acide volatil dont elles ſont chargées , diviſent le tiſſu des ſoulphres groſſiers contenus dans le ſang , & ouvrent

par-là le paſſage aux parties aqueu‑
ſes, pour qu'elles aillent diſſoudre
les parties ſalines. Parmi les remé‑
des *inciſifs & atténuants*, on choi‑
ſira ceux qui ſont propres à divi‑
ſer & à émouſſer les parties acides
trop groſſiéres. De ce nombre ſont
la plûpart des remédes, que l'on
appelle *abſorbants*, comme *les Yeux
d'écreviſſes de riviére*, *l'Antimoine
Diaphoretique*, *le Bézoard minéral*,
&c. ou les *Sels alkalis volatils*, com‑
me *celui de vipéres*, *le Sel & l'eſprit
de corne de Cerf*, la *poudre de vipé‑
res*, &c. Il ne faut jamais employer
ces remédes avant d'avoir fait pré‑
céder les ſaignées & les purga‑
tions convenables. L'on doit auſſi
prendre garde de prendre le chan‑
ge, en attribuant la trop grande
fermentation du ſang au trop de
groſſiereté de ſes principes fermen‑
tatifs, lorſqu'elle dépend du trop
de développement de ces mêmes
principes, qui d'ailleurs n'ont pas

plus de maſſe que dans leur état
naturel; car l'on auroit alors ſujet
de ſe repentir d'avoir employé des
atténuants & des *ſtimulants* dans un
cas où l'on n'auroit dû ſe ſervir
que de *tempérants* & d'*incraſſants*.
Ces derniers font l'objet de la quatriéme indication, qui n'offre point
d'autre choſe à faire, que d'em-
barraſſer les parties ſalines fermentatives en queſtion, ſoit par
des remédes qui les reçoivent dans
leurs pores, ſoit par d'autres qui
les empâtent par leur viſcoſité.
Pour remplir cette vûe, l'on fera
uſer au bleſſé de *remédes abſorbants*,
comme le *Corail*, les *Yeux d'écre-*
viſſes, la *Terre ſigillée* ; ou bien d'*in-*
craſſants, tels que les *émulſions* faites avec les *quatre Semences froides*,
les *graines de Lin*, de *Pavot blanc*,
les décoctions de racines de *grande*
Conſoude, de *Guimauve*, de *fleurs*
de Mauve, auſquelles on peut
ajouter les *crêmes de Riz*, d'*Orge*,

& les *bouillons faits avec les pieds de veau.*

Lorſque la fiévre eſt appaiſée, & que les lévres de la playe ont ceſſé de ſuppurer ; il faut, pour favoriſer la génération des chairs, & la formation d'une bonne cicatrice, diſſiper la ſéroſité qui ſurabonde dans la maſſe du ſang, & adoucir l'acreté des ſels qui ſe font développés pendant toute la ſuite du traitement. C'eſt à quoi ſerviront d'un côté les *décoctions ſudorifiques*, ſurtout celles de *Squine*, & de *Salſe-pareille* ; & d'un autre, l'uſage long-tems continué du *petit lait*, ou du *lait même.*

Au reſte, dans tout le traitement des playes, l'on ne doit point perdre de vûe la digeſtion des alimens ; l'on doit éviter qu'il ne s'amaſſe des crudités acides dans l'eſtomach. C'eſtpourquoi il ſera à propos de faire prendre au bleſſé, une ou deux fois par jour,

quatre onces d'une décoction de *Kin-
kina*, à laquelle on aura ajouté les
Coraux , ou *les Yeux d'écrevißes.*
Dans les perſonnes d'un tempéramment froid la *décoction d'Abſinthe* , de *Chamedrys* , & de *petite
Centaurée* convient très-fort. D'ailleurs , il faut ſurtout avoir égard
au tempéramment des perſonnes
bleſſées.

Pour en revenir à la queſtion
que nous avons entrepris de diſ-
cuter , comme nous avons fait voir
qu'il n'y avoit aucun médicament
qui fût capable par lui-même d'en-
gendrer de nouvelles chairs , mais
que cet ouvrage étoit entiérement
réſervé à la nature ; il eſt évident
que les remédes ne peuvent con-
courir à la production des chairs ,
qu'en tant qu'ils éloignent tous les
obſtacles qui pourroient s'oppoſer
à leur végétation. Or eſt-il qu'un
de ces principaux obſtacles eſt la
lymphe épanchée dans la cavité

de la playe , qui ſe corrompant
par ſon ſéjour , & devenant âcre ,
ronge & détruit les chairs à meſure qu'elles ſe forment , & ouvre
en les corrodant , les vaiſſeaux
extrémement tendres & délicats.
C'eſtpourquoi rien ne convient
mieux pour balayer , pour ainſi
dire , cette lymphe épaiſſe & viſqueuſe , & pour emporter ces ſels
corroſifs , que les *médicamens déter-
ſifs ſalin-aqueux.* Concluons donc
que

*La ſuppuration des playes étant ter-
minée , les remédes aqueux rendus dé-
terſifs par des Sels , conviennent beaucoup mieux pour procurer la cicatrice ,
que les Sarcotiques huileux , & les
autres médicamens compoſés avec des
graiſſes.*

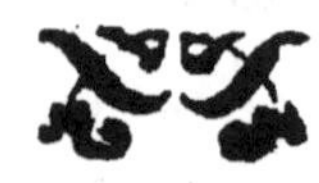

PREMIERE
DISSERTATION
MEDICO - CHIRURGICALE
O U
ESSAI SUR LA SUPPURATION
D E S
PARTIES MOLLES.

Par M. FIZES, Professeur en Médecine de l'Université de Montpellier.

PREMIERE

PREMIERE
DISSERTATION
MEDICO-CHIRURGICALE,
OU
ESSAI SUR LA SUPPURATION
DES PARTIES MOLLES.

L'OBJET que je me suis proposé dans la Dissertation présente, est d'éxaminer ce qui se passe si souvent dans le corps humain, lorsque quelque vaisseau, surtout de ceux qui servent à contenir le sang, ont souffert une solution de continuité; & quels sont les moyens que la Nature toujours occupée de sa propre conservation, met alors en usage pour se délivrer de tout ce qui pourroit lui être nuisible, & pour rétablir ensuite les parties dans leur union naturelle. Cet éxa

K

men est d'autant plus nécessaire, & mérite d'autant mieux l'attention du Médecin & du Chirurgien, qu'il n'est guéres possible la plûpart du tems, que la substance des parties, qui se trouve déchirée dans plusieurs espéces de tumeurs, & coupée ou contuse dans les playes, se répare sans ce travail préliminaire de la part de la Nature. En effet, combien n'observe-t'on pas de tumeurs qu'elle termine par suppuration ? à dessein sans doute, que par cette formation du Pus, la partie étant débarrassée de ce qui avoit interrompu ses fonctions pendant quelque tems, puisse se rétablir dans son ancien état ; & que les particules qui en formoient le tissu, & qui avoient été séparées les unes des autres, puissent se rapprocher & se réunir de nouveau. Ne voyons-nous pas de même, que dans différentes espéces de playes la réunion ne s'en fait prefque toujours qu'après qu'elles ont fuppuré?

Mais que de variétés dans la fuppuration! Cet ouvrage de la Nature nous offre autant de différences, que l'on en remarque non-feulement dans la ftructure des parties folides & dans la qualité des fluides; mais encore dans la maniére dont les parties qui fuppurent ont été déchirées, & dans la méthode que l'on a employé pour les traiter. Combien donc l'art ne doit-il pas varier les fecours dont la Nature, quelquefois incapable de fe foulager elle-même, a befoin pour commencer & pour amener à fin la fuppuration?

C'eftpourquoi nous allons tâcher de traiter en peu de mots ce qui regarde cette matiére. Nous nous attacherons principalement à expliquer le Méchanifme de la fuppuration dans les parties molles ; ce qui pourra servir à répandre un grand jour , tant sur la théorie que sur la pratique , ou le traitement des tumeurs , des playes & des ulcéres.

Il n'y a personne qui ne connoisse quelles sont les qualités sensibles de ce fluide , qui ne se rencontre jamais dans l'état naturel du corps humain , & que l'on nomme *Pus*. L'on entend ordinairement par ce terme un fluide de moyenne consistance , qui ressemble à une espéce de gelée , qui est visqueux , blanchâtre , & qui est formé dans les parties solides par du sang qui croupit , & qui est extravasé. Mais la maniére dont il se produit (qui est ce que l'on appelle *suppuration*), n'est pas une chose si claire & si évidente , qu'elle ne mérite encore d'être examinée sérieusement de plus près.

Nous ne bornerons pas-là nos recherches pour rendre complette l'hiſtoire de la ſuppuration ; nous traiterons encore des accidens qui l'accompagnent, lorſqu'elle eſt une fois commencée. Nous expliquerons enſuite quelles ſont les choſes capables d'en empêcher la formation, & d'en arrêter le cours, ou d'y produire quelques changemens. Enfin nous rapporterons celles qui ſont propres à l'exciter, & à favoriſer ſon progrès.

I. PROPOSITION.

La ſuppuration n'arrive jamais que dans des parties qui ſont vivantes.

La preuve en eſt que toute partie qui ſuppure, a de la chaleur & du ſentiment, & même plus que dans l'état naturel ; puiſqu'elle eſt alors extrémement douloureuſe & brûlante. Outre cela, nous n'avons aucune obſervation de

Médecin ou de Chirurgien, qui
prouve qu'une partie tout-à-fait
morte, comme il arrive dans le
sphacéle, soit venue à suppuration : & si l'on a remarqué par la
suite quelqu'écoulement de matiére purulente dans un pareil cas,
cela n'est jamais arrivé, que lorsé
que la partie morte ayant été
entiérement séparée des parties
vivantes qui l'environnoient, &
ausquelles elle étoit adhérente,
celles-ci ont fourni l'écoulement
dont il est question. De plus, qui
est-ce qui a jamais vû qu'il se soit
formé du pus dans un cadavre qui
se pourrit ?

II. PROPOSITION.

Il n'arrive jamais de suppuration dans la substance d'une partie, à moins qu'il n'y ait de petits vaisseaux sanguins de rompus dans cette partie.

L'énoncé de cette proposition comprend deux choses. La premiére, qu'il ne se forme point de pus dans la cavité des vaisseaux sanguins, tant qu'ils sont dans leur entier. La seconde, qu'il ne suffit pas pour la formation du pus, qu'il y ait toutes sortes de vaisseaux indifféremment de rompus, mais qu'il est absolument nécessaire qu'il y ait de petits vaisseaux sanguins qui le soient. La premiére partie de cette proposition est démontrée par ce que l'on remarque tous les jours dans la pratique ; sçavoir, que la suppuration d'une partie est toujours précedée de la dilacération de la substance de cette partie, produite par des causes, soit internes, soit externes ; & que l'on n'a jusqu'ici aucune observation bien certaine, qui démontre qu'il se soit formé du pus dans un vaisseau sanguin qui étoit dans son entier.

La seconde partie de la proposition se prouve par les raisons suivantes. Il entre, comme on sçait, dans la composition des parties, des vaisseaux de nature différente : ainsi il est hors de doute que les uns peuvent se rompre préférablement à d'autres. Or l'on n'a jamais remarqué qu'il se soit excité de suppuration dans une partie dont les vaisseaux sanguins étoient demeurés dans leur entier, quelque lésion que les vaisseaux d'un genre différent eussent souffert dans leur continuité. Par exemple, lorsqu'il y a des vaisseaux, soit lymphatiques, soit

graiſſeux , ſoit nevro-lymphatiques, de rompus, vaiſſeaux qui ſe
rencontrent univerſellement dans
toutes les parties du corps humain , il ſuccéde à cette ſorte de
rupture des amas de ſéroſité , ou
quelquefois des tumeurs dures ,
indolentes , qui reſtent long-tems
dans ce même état de dureté &
d'inſenſibilité ; & le plus ſouvent
des tumeurs enkiſtées , remplies
d'une matiére épaiſſe, reſſemblan-
te à du ſuif , & qui reſte toujours
la même , ſans avoir aucune action : ce qui a fait appeller ces ſortes de tumeurs , *Tumeurs froides.*
Mais l'on n'a jamais vû qu'il ſe
ſoit formé du pus dans ces eſpéces
de tumeurs.

L'on n'a jamais pareillement obſervé de ſuppuration qui n'ait été
précedée d'épanchement de ſang.
De-là on rend raiſon pourquoi les
parties ſanguines ſuppurent ſi ſouvent & ſi aiſément ; & pourquoi

au contraire les parties qui font
arrofées de peu , ou de prefque
point de fang , fuppurent fi rarement , & avec tant de difficulté.
De-là vient que la fuppuration eft
une des fuites effentielles des feules tumeurs inflammatoires ; telles que font le *Phlegmon* & l *Eryfi-*
péle. De-là vient que les *tumeurs*
fchirreufes & *œdémateufes* ne fe terminent jamais par fuppuration, &
qu'elles ne font jamais paroître la
moindre apparence de pus , à
moins que le fang en s'arrêtant
dans les parties qui font au voifinage de ces tumeurs , ou qui les
forment en partie, n'y ait attiré
auparavant une inflammation. De-
là encore ce proverbe fi commun
parmi les Chirurgiens, *Le pus fuit*
le fang.

III. PROPOSITION.

Le sang épanché en grande quantité , & ramassé dans une cavité considérable, ne se change point en pus.

L'on voit tous les jours de ces sortes d'épanchemens & de collections de sang dans quelque cavité considérable, comme dans le bas ventre , la poitrine , la tête , la vessie urinaire , la matrice ; ou dans quelque grand espace vuide que les parties externes laissent entre elles , comme il arrive dans le faux anevrisme , & dans plusieurs autres cas. Mais qu'arrive-t'il alors? La sérosité de ce sang ainsi épanché se sépare du reste ; & n'étant plus distribuée également parmi les autres parties qui tenoient d'elles leur fluidité, celles-ci se grumelent, se coagulent,

se corrompent ensuite, & se changent enfin lorsqu'elles séjournent
trop long-tems (comme cela arrive souvent au sang épanché dans
la matrice, par le trop grand resserrement de l'orifice interne de
cet organe,) en une liqueur cada-
véreuse, que l'on nomme *sanie*, qui
ressemble ordinairement à une espéce de lie, d'une odeur fœtide &
abominable. Il arrive cependant
quelquefois que le sang ainsi ramassé conserve sa fluidité pendant un assez long espace de tems.
C'est ainsi que dans des playes de
poitrine, faites depuis plusieurs
jours, j'ai vû quelquefois sortir du
sang encore assez fluide & ver-
meil, par une canule d'argent
qu'on avoit introduite après avoir
pratiqué l'*Empyéme*. C'est ainsi que
j'ai trouvé dans l'ouverture de
quelques cadavres, du sang pareillement fluide & éclatant en couleur, extravasé dans la tête.

Mais il n'y a aucun des cas compris dans la propofition préfente, où il foit arrivé que le fang épanché fe foit converti en pus : & fi l'on a remarqué que le fang ramaffé dans une cavité confidérable fût mêlé d'un peu de pus, ce n'eft pas une raifon fuffifante pour faire croire qu'une partie de ce fang s'étoit changé en cette liqueur ; car l'on a toujours trouvé en éxaminant la chofe de plus près, que cela n'avoit été occafionné que par la fuppuration de quelqu'une des parties environnantes. Une preuve bien convaincante de ce que j'avance ici, c'eft que toutes les fois que le fang qu'on tire par l'opération de l'Empyéme, eft mêlé de pus, il y a, foit dans la *Plévre*, foit dans le *Médiaftin*, foit dans la *furface du Poulmon*, un abcès qui s'eft crevé, ou un ulcére, defquels la matiére purulente s'écoule dans la capacité de la poitrine.

C'est une chose constante par les observations des Médecins & des Chirurgiens les plus éclairés.

IV. PROPOSITION.

Il arrive quelquefois que, quoiqu'il y ait des vaisseaux sanguins de rompus, le sang étant épanché en très-petite quantité dans la substance de la partie, il ne s'excite cependant pas pour cela de suppuration.

Ce qui se passe dans les *Echymoses*, est une démonstration évidente de cette proposition. Il y a alors du sang épanché dans le tissu d'une partie : mais ce sang n'est pas flottant & ramassé dans un seul endroit ; il est dispersé dans toute l'étendüe de la partie, & la fait paroître d'une couleur rouge, foncée & noirâtre. Cette couleur devient plus pâle de jour en jour, en paſſant par différentes nuances, juſqu’à ce que la partie ait entiérement repris ſa couleur naturelle ; ce qui arrive par la *reſolution inſenſible* du ſang épanché qui rentre peu à peu dans le courant de la circulation, ſans qu’il ſe ſoït excité aucune ſuppuration.

COROLLAIRE.

Il ſuit des deux derniéres propoſitions, que le ſang épanché eſt incapable par lui-même de ſe changer en pus, quoiqu’il s’épaiſſiſſe lorſqu’il eſt extravaſé, & que les émanations vaporeuſes des parties qui l’environnent, & auſquelles il eſt expoſé, le diſpoſent à entrer en pourriture. Mais l’on voit évidemment que la ſuppuration demande encore pour ſa production d’autres agents & d’autres conditions.

V. PROPOSITION.

Expliquer la méchanique par laquelle se forme le Pus dans une partie molle vivante , dont les vaisseaux sanguins & autres, qui en composent le tissu , ont été rompus.

Parmi tant de vaisseaux sanguins & autres , qui forment la substance des parties molles du corps humain , tant les internes, telles que sont les différens viscéres , que les externes , comme les muscles & les tégumens ; rien n'est plus commun que d'en voir quelques-uns se rompre , de maniére que le tissu intime de ces parties en soit déchiré , sans cependant être entiérement détruit, & corrompu. Les causes de cette rupture sont ou internes , ou externes. La cause interne la plus ordinaire eſt la trop grande diſtenſion des tuniques des vaiſſeaux , produite par les humeurs qu'ils renferment. Il arrive beaucoup plus rarement que l'acreté des humeurs ronge ces mêmes tuniques , & les amin-ciſſé en les corrodant. Les cauſes externes ſont le choc de différens inſtrumens contondans , tran-chans , pointus , capables de déchi-rer les parties , ou l'application de corps corroſifs ou cautériſants. L'on voit clairement que toutes ces cauſes agiſſent , en détruiſant la connéxion des vaiſſeaux de la partie à laquelle elles ſont appli-quées ; & en rompant en travers , pluſieurs de ces vaiſſeaux : enſor-te que leurs deux extrémités qui unies enſemble formoient un ca-nal continu , ſont enſuite ouver-tes , béantes , & diviſées en plu-ſieurs lambeaux.

Examinons préſentement de quelle maniére s'engendre le Pus , dont une partie qui a ainsi souffert une solution de continuité, se trouve arrosée dans la suite.

Aussitôt qu'il y a rupture dans les vaisseaux de quelque partie, les fluides qui étoient contenus dans ces vaisseaux, s'épanchent d'abord en abondance ; ensuite ils ne font plus que tomber goutte à goutte, & insensiblement l'écoulement cesse tout-à-fait. Mais après cela le contour de l'endroit, où l'union de la partie a été détruite, se gonfle & se tuméfie pour l'ordinaire : il s'y excite une violente chaleur, le sentiment en devient extrémement vif ; une pulsation douloureuse accompagnée d'une sensation de chaleur, & très-souvent de brûlure, s'y fait ressentir. Il survient quelquefois à tout cela des frissons, & toujours de la fiévre. Les bords de la division de la partie paroissent alors très-peu humides, quelquefois même ils font secs & arides. Mais tous les accidens susdits venant ensuite à diminuer, le gonflement des bords se dissipe; & ils paroissent mouillés d'une nouvelle humeur blanchâtre, médiocrement épaisse, tant soit peu gluante, que l'on nomme du *Pus*. Lorsque la partie affectée est dans ce dernier état, l'on dit qu'elle est *ulcérée* ; tels sont tous les phœnoménes qui précédent & accompagnent ordinairement la formation du Pus.

Si nous voulons présentement faire attention à tout ce qui arrive, tant dans les vaisseaux, que dans les humeurs d'une partie qui est près d'entrer en suppuration, il ne nous sera pas bien difficile de découvrir comment se forme cette liqueur purulente. Pour rendre la chose plus claire, nous allons examiner ce qui se passe dans une playe faite par un instrument tranchant.

Il faut remarquer d'abord, que

dans les *lévres* (comme on les appelle) , & dans toute la surface
d'une pareille playe les vaisseaux
sont sous deux états différens : car
les uns sont coupés , & laissent
échapper par leur ouverture le
sang qui circule dans leur cavité ;
d'autres au contraire , qui ont
échappé au tranchant de l'instrument, sont encore entiers, & entretiennent la vie dans la partie blessée. C'est donc une nécessité qu'aussitôt après une playe faite , toutes les liqueurs renfermées dans
un nombre prodigieux de petits
vaisseaux rompus , qui s'ouvrent
dans les bords de la playe, s'épanchent pêle-mêle par toutes ces ouvertures. Et comme de toutes ces
liqueurs, celle qui se rencontre en
plus grande quantité est le sang,
tant à cause que les petits vaisseaux
sanguins sont & plus ouverts , &
en beaucoup plus grand nombre
que ne sont ceux d'une autre na-

ture qui se trouvent aussi dans les parties sujettes à suppurer, que parceque le sang (comme le démontrent les Physiologistes) circule avec plus de vitesse, qu'aucune autre liqueur du corps humain ; il s'ensuit qu'une playe doit d'abord paroître inondée de sang presque tout pur.

Cette hémorrhagie continue tant que les vaisseaux rompus ne sont pas absolument vuides, & que leurs parois conservent encore assez de tension & d'élasticité, pour pouvoir chasser jusque dans la playe les fluides qu'ils contiennent, ou ceux qui abordent de nouveau dans leur cavité. Mais comme ces fluides trouvent une facilité d'autant plus grande à s'épancher dans la playe, que les ouvertures des vaisseaux rompus ne leur offrent dans le commencement aucune résistance ; il s'ensuit de-là que dans ces premiers

momens le sang doit être exprimé avec une grande vitesse, &
même si grande, que celle des
fluides qui suivent à la file, ne
pourra souvent pas l'égaler, à cause de la résistance que ceux-ci rencontrent dans les courbures des
vaisseaux qui fournissent l'écoulement : c'est pourquoi cet épanchement rapide & abondant sera suivi d'un vuide dans les petits vaisseaux rompus. D'un autre côté, le
cours des liqueurs subsistant toujours dans les petits vaisseaux qui
entrent dans le tissu des lévres de
la playe, & qui sont demeurés dans
leur entier ; il est évident qu'ils
doivent se dilater, & occuper un
espace d'autant plus grand, que
le vuide survenu dans les extrémités des vaisseaux rompus a
totalement anéanti la force qui
dilatoit ces derniers. D'où l'on voit
que la compression que les vaisseaux rompus souffriront, servira

un peu dans le commencement à
favoriſer l'écoulement des fluides
par les lévres de la playe ; & que
la dilatation des vaiſſeaux entiers
augmentant peu à peu, les vaiſſeaux rompus ſeront enfin ſerrés
de ſi près & tellement comprimés, que l'hémorrhagie ceſſera enfin entiérement. Ce ſont ſurtout
les extrémités des vaiſſeaux rompus qui ſont comprimés, comme
étant plus affoiblis dans cet endroit, par la dilacération qu'ils y
ont ſouffert, que partout ailleurs.
Outre cela, ce qui contribue encore à arrêter l'hémorrhagie, c'eſt
que les vaiſſeaux rompus ſe retirent par la contraction de leurs
fibres longitudinales dans la ſubſtance de la partie, comme il a
coutume d'arriver à tous les vaiſſeaux coupés ; enſorte que les orifices des vaiſſeaux qui ont été
déchirés, ſont cachés dans les
intervales que laiſſent entre eux

ceux qui n'ont point été rompus.

Une autre raison pour laquelle l'hémorrhagie cesse dans les playes ; c'est qu'aussitôt que la vitesse avec laquelle le sang sortoit d'abord, s'est rallentie, les fibres circulaires qui sont demeuré entiéres, & qui sont les plus proches de l'endroit déchiré, n'étant plus dilatées par le flot du sang, se contractent sur elles-mêmes, & commencent à resserrer l'extrémité des vaisseaux. Il faut ajouter à tout cela, que les fluides qui tombent goutte à goutte, n'étant plus agités par le mouvement progressif, duquel dépend la *Vie*, aussitôt qu'ils sont une fois parvenus jusqu'aux lambeaux des vaisseaux rompus, ils doivent perdre là leur fluidité naturelle, & se coaguler ; à quoi ne contribue pas peu encore l'impression de l'air qui les frappe.

Lors

Lors donc que l'épanchement des fluides dans une playe eſt diminué, l'on doit concevoir que les extrémités des vaiſſeaux rompus ſont bouchées, reſſerrées & comprimées. Mais comme depuis la playe faite, les petits troncs des vaiſſeaux artériels & lymphatiques qui ne ſont point vuides, & qui ſe diſtribuent dans ſes bords, ſont toujours les mêmes, & en auſſi grand nombre, le ſang & la lymphe continueront toujours d'aborder en même quantité, & avec la même viteſſe dans les lévres de la playe : mais ne pouvant être reçus dans les vaiſſeaux rompus & contractés à leurs extrémités avec la même facilité qu'ils l'étoient auparavant, c'eſt une conſéquence néceſſaire que l'égalité ordinaire de la circulation étant par-là détruite & interrompue, non-ſeulement les vaiſſeaux rompus ſe dilatent conſidérable-

L

ment dans leur origine , mais encore que les fluides soient déterminés en beaucoup plus grande
quantité que de coutume dans les
vaisseaux entiers ; & même que
cette quantité surabondante soit
proportionnée à celle qui ne peut
pas passer dans un espace de tems
déterminé, par les vaisseaux rompus , par rapport à la résistance
qu'elle rencontrera dans leurs extrémités. Ce n'est pas tout. Lorsque les vaisseaux entiers reçoivent
ainsi tout-à-coup cette surcharge
d'humeurs , ils font distendus &
presqu'accablés par un si grand volume de liquide ; & les vaisseaux
de retour ne permettant pas aux
humeurs de revenir avec la même
vitesse qu'elles font abordées, il arrive que tant les vaisseaux rompus
que ceux qui font entiers, font gonflés outre mesure par ces humeurs,
& surtout qu'ils regorgent de sang ,
comme étant le fluide qui se trou-

ve en plus grande abondance dans la partie. De-là la tumeur, la rougeur, la chaleur, les inquiétudes qui furviennent dans les bords de la playe : de-là encore la pulfation douloureufe, & le battement incommode accompagné d'un fentiment d'ardeur, qui fe font fentir dans la partie bleffée ; car à chaque coup de Pifton du cœur, les artérioles déja extrémement douloureufes par la grande diftenfion que le fang caufe dans leurs tuniques, reçoivent une nouvelle quantité de fang, qui, en les dilatant encore davantage, porte la douleur à l'excès par le tiraillement violent qu'elle occafionne. Lors donc que tous ces fymptômes font préfens, les vaiffeaux des lévres de la playe font extrémement diftendus, les fibres font fortement fecouées & agitées avec viteffe ; toutes les liqueurs, & furtout le fang, étant embarraffées dans leurs cours , forment des congeſtions accompagnées de chaleur & d'inflammation ; ce qui fatigue extrémement la partie , & la rend très-ſouffrante.

Les accidens d'une playe ne ſe bornent pas ſeulement à la partie bleſſée ; tout le corps s'en reſſent auſſi : le malade éprouve quelquefois des tremblemens & des friſſons qui agitent tous ſes membres, & pour l'ordinaire une fiévre aigüe le brûle intérieurement. En effet , il ne peut guéres arriver que des vaiſſeaux & des parties membraneuſes ſoient diſtendues & tiraillées , ſans que les fibres nerveuſes de la partie ne ſoient ébranlées violemment , & que par *ſympathie* tout le reſte du corps ne ſoit univerſellement agité & ne tremble, & que le malade ne reſſente un certain mal-aiſe dans toute ſa machine. Plus le ſentiment dont la partie bleſſée eſt douée

naturellement , eſt exquis ; c’eſt-
à-dire , plus, les fibres nerveuſes
qui entrent dans ſon tiſſu ſont en
grand nombre , & plus elles ſont
tendues , plus auſſi ſont violentes
les ſecouſſes du genre nerveux ;
& toutes choſes égales , elles ſont
encore d’autant plus conſidérables
que la partie bleſſée à plus d’étendûe. Outre cela , s’il arrive que les
petits vaiſſeaux & les fibres de la
partie bleſſée ſoient tendus, froncés , & qu’ils entrent en quelque
maniére en convulſion , ſoit à cauſe de quelque vice dans le ſang
qui arroſe cette partie , ſoit à cauſe
du caractére particulier du corps
qui a fait la playe , enſorte que le
malade reſſente des douleurs atroces ; cela ne contribuera pas peu
à augmenter l’agitation & l’ébran-
lement des nerfs , qui ſe diſtribuent à la partie bleſſée. C’eſt ce
que nous voyons tous les jours
dans les playes, dont les lévres ſont

L iij

Erysipélateuses, dans les *Brûlures*, &
dans *les playes faites par des Causti-*
ques, &c. Ces agitations violentes
des fibres nerveuses de la partie
blessée se communiquent de proche en proche, par la continuité
qu’il y a dans tout le genre nerveux, jusqu’aux nerfs qui sont répandus sur toute l’habitude du
corps, & qui en sont tellement secoués & si irréguliérement, qu’ils
produisent çà & là dans les fibres
charnues & membraneuses, des
crispations & des contractions aussi
irréguliéres ; ensorte que le blessé
ressent dans différentes parties de
son corps des frémissemens qui
sont quelquefois accompagnés
d’un sentiment de froid ; parceque les vibrations des fibres qui
se froncent & se retirent inégalement par toute l’habitude du
corps, sont semblables à celles que
les corps froids ont coutume de
produire par leur contact. De-là

vient que dans les grandes playes,
dans celles qui font faites par des
corrofifs , dans celles des parties
qui font très-fenfibles ou extrémement enflammées , dans les brûlures , & dans les autres cas femblables , la fuppuration eft quelquefois précedée *d'horreurs* & *de
friffons* par tout le corps. L'on reffent alors à la vérité une efpéce
de froid, qui après tout, n'eft pas
bien violent ; mais ce fentiment
en impofe , & n'eft qu'apparent,
puifque le corps n'eft réellement
pas froid. Ces *horreurs* font femblables à celles que l'on éprouve
quelquefois en urinant fur la fin,
ou lorfque l'on prend quelque médicament défagréable au goût, ou
encore lorfque l'on fouffre quelqu'opération chirurgicale, &c. Il
arrive cependant quelquefois que
dans la fuppuration lorfque l'on
reffent des *friffons* , le corps eft
vraiment froid au toucher ; mais

L iv

c’eſt qu’alors le pus eſt tout formé , & prêt à couler par les lévres de la playe. Nous expliquerons dans la propoſition ſuivante
comment cela ſe fait.

De même que les *friſſons* font
les *avant-coureurs* de la ſuppuration dans les playes conſidérables
& douloureuſes , de même auſſi
la fiévre a coutume de précéder &
d’accompagner la formation du
pus dans ces ſortes de playes. Car
lorſque la douleur & l’ardeur de la
partie bleſſée annoncent qu’elle eſt
prête d’entrer en ſuppuration , le
malade commence à reſſentir des
friſſons par tout le corps , comme
nous l’avons dit ci-deſſus ; enſuite
il s’échauffe peu à peu par dégrés ,
juſqu’à ce qu’il ſe ſoit allumé une
fiévre vraiment aigüe. La véritable cauſe de cette fiévre n’eſt autre que les vibrations douloureuſes des fibrilles nerveuſes de la partie qui ſuppure , leſquelles ſe com-

muniquant à tous les autres filets
des nerfs, à cause de leur continuité, du moins dans le cerveau, dé-
terminent le suc nerveux à couler
en grande abondance dans leur
cavité, & à produire une tension
& une roideur beaucoup plus grande dans tout le système nerveux :
de-là s'ensuit une augmentation de
force dans le cœur, dans les artéres, dans les urines, dans le tissu de
tous les viscéres ; de-là une action
plus forte de la part des solides sur
le sang ; de-là une vitesse plus grande dans la circulation, une raréfaction plus considérable dans les
humeurs ; de-là la fréquence du
poulx, & sa plénitude ; de-là la
chaleur brûlante de tout le corps ;
de-là enfin la fiévre aigüe. Mais ce
qui entretient encore l'ardeur de
la fiévre, c'est que le sang qui
bouillonne, pour ainsi dire, dans
les lévres de la playe, quelque difficulté qu'il trouve à retourner par

les veines, ne laiſſe cependant pas de le faire ; & ſe mêlant au reſte de toute la maſſe, il augmente le mouvement de ſes molécules, & par conſéquent la diſpoſe à acquerir une chaleur beaucoup plus grande, & à ſe raréfier extraordinairement.

Pendant que les ſolides & les fluides agiſſent ainſi réciproquement les uns ſur les autres dans la partie qui ſuppure, à peine les vaiſſeaux rompus font-ils la moindre oſcillation ; car manquant d'un côté d'attache fixe par celle de leur extrémité qui eſt déchirée, & ayant perdu de l'autre par la *rétraction* de leurs fibres longitudinales ſur elles-mêmes, cette forte tenſion & cette élaſticité qui les obligeoit naturellement à réagir ſur les fluides qu'ils reçoivent, l'on doit les regarder comme des vaiſſeaux inutiles dans les lévres de la playe, & preſque morts. Cepen-

dant comme ils font très-gonflés
dans leur origine par les liquides,
que les vaiſſeaux qui leur ſervent
d'iſſûe, pouſſent avec force dans
leur cavité ; comme ils n'agiſſent
preſque point par eux-mêmes ſur
ces liquides, & que les vaiſſeaux
ſanguins entiers qui ſont au voiſinage, battent violemment aux environs, comme nous l'avons dit ci-
deſſus, c'eſt une néceſſité que ces
pulſations vives & ces dilatations
pouſſées juſqu'à l'excès, compriment alternativement les vaiſſeaux
rompus, & les reſſerrent ſi fortement, qu'elles faſſent effort pour
chaſſer dehors le fluide qu'ils renferment. Mais ce fluide dont nous
parlons, s'eſt épaiſſi par ſon ſéjour ; & par-là eſt devenu peu propre à pouvoir s'écouler. Outre cela
les extrémités déchirées des vaiſſeaux ſont ſi reſſerrées, qu'elles lui
offrent une grande réſiſtance ; &
les vaiſſeaux qui pouſſent conti-

nuellement du liquide dans ceux qui sont ouverts, résistent encore davantage, & s'opposent à son reflux. Ce ne sera donc qu'après plusieurs battemens réiterés, & un grand nombre de coups redoublés de la part des vaisseaux entiers sur les canaux qui sont rompus, que la partie blessée pourra être délivrée de cette liqueur absolument incapable de rentrer dans les voies de la circulation que ceux-ci contiennent. Quoique cette même liqueur soit ainsi secouée, battue, agitée par ces compressions & ces pulsations répetées, elle demeure néanmoins quelque tems sans changer de place & sans avancer aucunement ; bien différente en cela de ce qu'elle étoit dans l'état naturel, lorsque l'action immédiate des vaisseaux qui la renfermoient, la faisoit parcourir librement leur cavité sans aucun obstacle. Ce qui doit nous faire voir combien grande est la différence de l'état où se trouvent les fluides dans les vaisseaux rompus d'une partie qui suppure , d'avec celui où ils sont lorsqu'ils circulent dans des vaisseaux entiers & vivans. Il n'est donc pas étonnant que le mouvement de suppuration produise une liqueur nouvelle & particuliére, qui ne se rencontre point dans l'état naturel. Car dans ce dernier état le sang est poussé doucement & avec égalité par le ressort des vaisseaux sanguins, dont les tuniques le touchent immédiatement ; ses globules rouges séparés les uns des autres , nagent librement avec les parties fibreuses dans un fluide mucilagineux & aqueux , & il parcoure aisément les plus petits vaisseaux sanguins. Mais dans l'ouvrage de la suppuration le sang s'est arrêté à l'endroit d'où partent les vaisseaux rompus ; c'est pourquoi les globu-

les rouges & la partie fibreuſe ſe
ſont coagulés, & ayant exprimé
de leurs interſtices la ſéroſité la
plus fluide, celle-ci a tranſpiré à
travers les extrémités des vaiſſeaux rompus, ou s'eſt diſſipée par
la chaleur de la partie ; enſorte
que les globules rouges, réunis en
une ſeule maſſe avec les parties
fibreuſes qui leur ſont entremê-
lées, ſont demeurés embarraſſés parmi la partie mucilagineuſe du ſang. C'eſt alors que les vaiſſeaux entiers venant à frapper à
différentes repriſes, & autant de
fois qu'ils ſe dilatent ſur cet amas
de globules entaſſés les uns ſur les
autres, & coagulés, & qui ont perdu tout mouvement de fluidité,
ils le compriment, l'atténuent, &
en briſent tellement les molécules
qu'ils le convertiſſent tout en une
liqueur ; laquelle étant enſuite mêlée intimement par ces mêmes pulſations réiterées avec les parties

fibreuses, lymphatiques & mucilagineuses naturellement blanches,
perd entiérement sa couleur rouge, & devient un fluide assez épais
& d'un blanc sale, que l'on nomme *du pus*, & qui acquerant de
plus en plus de la fluidité, à mesure que les vaisseaux entiers continuent de le diviser par leurs se-
cousses, est enfin exprimé dans la
playe par les extrémités des vaisseaux rompus. Cette expression du
pus dans la playe se fait d'autant
plus aisément, que les extrémités
déchirées des vaisseaux étant tout-
à-fait privées de la vie quelque
tems après leur rupture, cédent
alors très-facilement à l'effort que
font les vaisseaux entiers pour les
dilater. Mais il y a plus ; ces extrémités de vaisseaux ramollies par la
mortification qui leur est surve-
nue, se détachent, se confondent
dans les lévres de la playe avec le
pus, & contribuent à lui donner

une couleur blanche , puisqu’elles
le sont elles-mêmes , comme étant
des parties solides. Ce qui arrive
dans les amputations des membres , nous fait voir que les extrémités des vaisseaux rompus se séparent ainsi. Et il n’y a aucun doute que ces extrémités ne soient
réellement déchirées dans les contusions & dans les ruptures. Elles
le sont pareillement dans les playes
faites par instrumens tranchans ;
car quelque bon & quelqu’aiguisé
que soit le fil de ces instrumens ,
leur tranchant éxaminé au mi-
croscope , paroît cependant mous-
se & fort inégal ; & par conséquent ces instrumens ne peuvent
couper les parties sans les déchirer réellement. La lymphe , cette
humeur blanchâtre & épaisse qui
suinte des ouvertures des vaisseaux
lymphatiques ou nevro-lymphatiques rompus , & qui est aussi exprimée par le battement des vais-

feaux entiers, fe mêle encore au pus dans les lévres de la playe : car tout ce qui fe paffe dans les vaiffeaux fanguins, fe paffe de même dans les lymphatiques qui ont été déchirés ; c'eft-à-dire , qu'après le premier écoulement qui arrive auffitôt que la playe eft faite , la lymphe s'arrête dans fes vaiffeaux rompus, par la même méchanique que le fang dans les fiens ; qu'elle s'y épaiffit & s'y coagule ; qu'enfuite elle y eft violemment agitée , & enfin déterminée à couler par les ouvertures de fes vaiffeaux déchirés. Quant à ce qui diftille des filets nerveux qui ont été coupés, c'eft fi peu de chofe , qu'à peine mérite-t-il qu'on dife qu'il entre dans la compofition du pus.

Nous avons donc démontré que le pus étoit compofé du mélange qui fe fait de diverfes matiéres dans les inégalités de la furface de la playe : ſçavoir , de ſang qui a perdu ſa rougeur , & qui fait la partie dominante de ce mélange , de quelque peu d'un ſuc viſqueux lymphatique ; & enfin des lambeaux & des extrémités des vaiſſeaux déchirés qui tombent par petites parcelles , & ſe changent en une eſpéce de glue mollaſſe & blanchâtre. Nous l'avons éxaminé ce pus dans tous les dégrés de ſa formation , depuis le premier juſqu'au dernier ; & nous avons fait voir comme il ſuinte par une infinité de petits points de toute la ſurface de la playe.

COROLLAIRES.

I.

La cauſe efficiente de la ſuppuration eſt le mouvement d'oſcillation des vaiſſeaux entiers, ſurtout de ceux qui contiennent le ſang ; leſquels étant plus pleins , plus diſtendus , & battant plus souvent que de coutume, compriment & fecouent fortement, lorfqu'ils fe dilatent , les vaiffeaux rompus qui font remplis d'un fluide fans action & fans mouvement : c'eftpourquoi l'on doit concevoir que dans une partie qui fuppure , il y a inflammation, ou du moins phlogofe.

Le fang & la lymphe qui font arrêtés dans les vaiffeaux rompus, & même les extrémités de ces vaiffeaux conftituent la matiére du pus.

Toutes les trois fubftances dont nous parlons, font réellement deftinées à *mourir* ; car celles qui font liquides, font tout-à-fait placées hors des bornes de la circulation, & n'obéiffent plus à fes loix ; & les extrémités déchirées des vaiffeaux ayant perdu leur mouvement de pulfation , ne font plus propres en aucune façon à tranfmettre dorénavant les liqueurs.

Tous les efforts de la Nature dans la suppuration ne tendent donc uniquement qu'à se débarrasser, & à séparer d'avec les parties vivantes ce mélange nuisible, qui fait craindre que la partie dans laquelle il est engagé n'en soit accablée ; la Nature dans cette occasion n'est autre chose que le mouvement vital des vaisseaux de la partie vivante qui suppure, augmenté & devenu plus fort & plus actif. Telle est la cause efficiente, telle est la matiére de la suppuration, tel est enfin le but que la Nature se propose dans cet ouvrage.

II.

L'on ne doit chercher le véritable siége de la suppuration que dans des vaisseaux rompus : elle n'arrive jamais ailleurs ; puisque l'on ne rencontre en aucun autre endroit, ni la cause capable de la produire, ni la matiére propre à former le pus. De-là vient que lors-

que le fang eſt une fois extravaſé
tout-à-fait, ſoit qu'il ſoit ramaſſé
abondamment dans quelque cavité, ſoit qu'il ſoit diſperſé dans
la ſubſtance des parties molles,
comme il arrive dans les *Echymo-
ſes*, (*Voyez le Corollaire des Propoſitions* 3. & 4.) ſoit qu'il ſéjourne
dans l'écartement des lévres des
playes, il ne ſe change point en
pus. En un mot, il n'y a que les
parties vivantes qui ſuppurent.

J'ai vû il n'y a pas long-tems un
Gentilhomme, habitant de Montpellier, qui étoit tourmenté depuis
quelque tems d'une douleur fixe
d'eſtomach, accompagnée d'un
violent hocquet, d'une tumeur
ſituée dans la *Région épigaſtrique*,
& de grandes anxiétés : cette douleur étoit venue à la ſuite d'une
fiévre maligne dont il avoit été
guéri : il fut enfin délivré de tous
ces accidens par un grand vomiſ-
ſement qui lui ſurvint au moment

qu’on s’y attendoit le moins , & par lequel il rendit avec effort une sanie noirâtre & sanguinolente, très-fœtide & en grande quantité, sans aucun mélange de pus , & dont les selles furent teintes pendant quelques jours. L’on voit par cette observation que le sang qui étoit arrêté depuis long-tems dans les tuniques de l’estomach , ne se changea pas en pus, quoiqu’il fût extravasé. L’on voit encore que, quoique la partie eût souffert solution de continuité, elle ne vint cependant pas à suppuration ; parceque les liqueurs ne trouvoient aucun obstacle à circuler par les vaisseaux qui étoient demeurés dans leur entier. Car il est à remarquer que dans tout le cours de cette maladie, je n’apperçus aucun signe d’inflammation dans le ventricule.

Quelques défenseurs du sentiment opposé pourroient se prévaloir de l’autorité *d’Hippocrate* , qui dit dans le vingtiéme Aphorifme de la fixiéme fection : *Lorfqu'il y a du fang épanché dans la capacité du bas ventre , c'eft une néceffité que ce fang fe change en pus.* Mais l'expérience eft tout-à-fait contraire à cette opinion ; c'eft ce que *Galien* reconnoît parfaitement bien, lorfqu'il dit qu'*Hippocrate n'a pas entendu parler dans cet endroit de la fuppuration proprement dite ; mais qu'il n'a voulu fignifier autre chofe par ce mot , qu'une efpéce de changement en fanie ou une corruption , ou une altération dans la qualité naturelle du fang.* Mercurial dans fon Commentaire fur cet Aphorifme, rapporte de même plufieurs exemples qui détruifent ce fentiment du *Pere de la Médecine.*

Mais, me dira-t-on , fi une grande quantité de fang ramaffé en une feule maffe , ne fe change point en pus , parcequ'elle n'eft plus expofée aux battemens de chaque vaiffeau en particulier , & qu'elle

leur oppofe une trop grande réfiſ-
tance ; du moins ne peut-on pas
nier que dans l'*Echymoſe* le ſang
qui eſt diviſé en de très - petites
molécules diſperſées dans toute
l'étendûe de la partie, ne ſoit ſou-
mis aux vibrations continuelles &
infinies des vaiſſeaux qui le touchent , qu'il ne leur obéiſſe , &
qu'il ne leur offre qu'une réſiſtance très-facile à vaincre ; par conſéquent les parties dans leſquelles il
y a *Echymoſe* devroient ſuppurer.
Ceux qui raiſonnent ainſi, ne font
pas attention que dans les parties
où il y a *Echymoſe*, il ne ſe trouve
qu'un très-petit nombre de petits
vaiſſeaux ſanguins de rompus, &
que le ſang ne ſéjourne point du
tout dans ces vaiſſeaux ; mais qu'il
s'épanche librement de leur cavité
dans les interſtices des parties. Il
eſt vrai que les particules du ſang
ainſi diſperſé ſont ſecouées en
quelque ſorte par le mouvement

des

des parties environnantes : mais
comme elles ne font pas renfermées dans des petits vaiſſeaux
comme dans autant de facs, elles
ne font pas comprimées comme il
faut, & dans un nombre infini de
points par les pulfations réiterées
des vaiſſeaux qui battent aux environs ; mais ſe laiſſant aller aiſément à l'impreſſion de ces battemens, dont l'effort s'étend indifféremment en tout fens , & par
conféquent, n'étant point conden-
ſées & réunies en une feule maſſe,
elles s'échappent dans les interſtices des parties fans changer de
forme , elles s'étendent , s'éloignent les unes des autres, fe diſſipent. De-là vient que les *Echymofes*
deviennent infenfiblement de jour
en jour d'une couleur moins obfcu-
re , & qu'enfuite elles difparoif-
fent entiérement par la tranfpira-
tion qui s'eſt faite du fang qui les
formoit. Mais fi la fubftance d'une

M

partie où il y a *Echymose*, a été violemment contuse, ensorte que les
vaisseaux sanguins de cette partie
ayent été considérablement déchirés & confondus les uns avec
les autres ; alors non-seulement il
y aura du sang épanché dans les
interstices des fibres, mais encore
une portion de ce sang sera rete-
nue dans les vaisseaux qui ont été
froissés & déchirés : & devenant
à charge à la partie blessée par sa
présence, il s'excitera une pulsation plus forte dans les vaisseaux
entiers des environs, laquelle venant à agir sur ce sang ainsi arrêté
le convertira en pus ; & par-là la
partie où il y a *Echymose*, viendra
à suppuration. L'ouvrage de la suppuration s'achéve dans la partie
même qui suppure, & cette partie
fait sortir de son intérieur & re-
jette tout ce qui lui est nuisible.
Voilà où se borne la suppuration,
& quelle en est la fin.

III.

Le sang ne se change point en pus dans des vaisseaux qui sont encore dans leur entier, quelque engorgés qu'ils puissent être. (*Voyez la Proposition seconde.*) Car ou ce sang ainsi en congestion dans les vaisseaux a encore conservé quelque mouvement de circulation, ou bien il est tout-à-fait immobile. Dans le premier de ces deux cas il est poussé par le mouvement propre des vaisseaux qui le contiennent, mouvement qui diffère certainement beaucoup de la pression extérieure que produit sur un fluide qui ne peut passer outre, la dilatation continuelle des vaisseaux qui l'environnent. C'est pourquoi un sang, dans l'état que nous le décrivons, manque des conditions nécessaires & d'une cause efficiente capable de le transformer en pus ; & pour peu qu'il recouvre sa facilité à couler, il reprend bien vîte fa route ordinaire, fans avoir endommagé en rien les canaux où il s'étoit arrêté. C'eft ainfi que les parties qui font en congeftion, fe débarraffent quelquefois par la voie de la *réfolution.*

Dans le fecond cas, c'eft-à-dire, lorfque le fang eft abfolument fans mouvement dans des vaiffeaux entiers, la partie eft tellement accablée par ce volume, que le principe de la vie y eft prefqu'entiérement éteint, & que la caufe efficiente de la fuppuration ne peut du tout point entrer en jeu. Ainfi cette partie tombe en pourriture, & la gangréne ou le fphacéle ne tarde pas à s'en emparer.

Néanmoins fi l'on fuppofe que le fang foit engorgé dans quelques vaiffeaux de maniére que, quoiqu'il foit devenu incapable de couler dorénavant dans leur cavité, il ait cependant confervé un paffage affez libre dans les vaiffeaux du voifinage, & que le principe de la vie continue d'éxercer dans la partie fes fonctions avec vigueur ; alors les vaiffeaux obftrués, extrémement diftendus, recevant toujours de nouveau liquide, & étant fecoués & comprimés par le battement de ceux qui font reftés dans leur entier, ne tarderont pas à fe rompre ; & cette rupture fera fuivie de fuppuration, il fe formera un *abcès.*

Il ne faut cependant pas s'imaginer qu'il arriveroit fuppuration, fi des canaux tout-à-fait engorgés oppofoient à l'action des vaiffeaux fains qui les comprimeroient par leur dilatation, & qui leur fourniroient continuellement du liquide, une réfiftance fi grande qu'ils ne puffent point être rompus, mais qu'ils demeuraffent dans leur entier. Car la même force qui empêcheroit dans cette occafion que l'engorgement n'augmentât assez pour rompre les vaisseaux, & qui les défendroit de l'action que pourroit produire sur eux le battement de ceux qui sont sains; cette même force, dis-je, suivant les loix de la méchanique empêcheroit aussi que le sang qui forme l'embarras, ne pût être agité & atténué par ces mêmes pulsations. La cause pour laquelle tout reste ainsi dans l'inaction dans le cas dont nous parlons, est l'épaississement & la dureté que la partie mucilagineuse du sang a contractée dans les vaisseaux capillaires, laquelle ne permet pas que de nouveau liquide puisse aborder pour distendre extraordinairement les tuniques des vaisseaux obstrués, & qui par sa fixité & sa solidité rend vains & inutiles les battemens des vaisseaux voisins : c'est-pourquoi il n'arrivera point alors de suppuration, mais il se formera un *schire*.

IV.

Le sang ne se transforme point en pus dans des vaisseaux considérables qui sont rompus ; car il s'échappe continuellement de ces vaisseaux , tant à cause de la grandeur de leur ouverture , qu'à cause de la force avec laquelle ils se contractent. Mais si l'on arrête l'hémorrhagie en fermant l'extrémité du vaisseau ouvert, soit par une ligature, soit par tout autre moyen ; alors le sang ne séjourne point dans cette extrémité fermée , mais il se détourne dans les rameaux collatéraux dont la cavité est libre. Ou s'il arrive qu'il s'accumule dans le vaisseau tronqué, à peine les pulsations des vaisseaux environnans produisent-ils sur lui le moindre changement : car une pareille colonne de sang a trop peu de surface, à raison de sa solidité, pour que la compression qu'elle souffre, puisse y causer la même altération qu'elle causeroit sur des liqueurs arrêtées dans des vaisseaux capillaires qui présentent beaucoup plus de surface, à raison de leur diamétre, que ne le font de grands vaisseaux, comme le démontrent les *Géométres.*

V.

Tout ce que nous avons dit jusqu'ici sur la formation du pus dans les playes faites par incision, s'observe dans toutes les suppurations qui arrivent en différentes parties. Par exemple, dans les parties contuses qui sont en suppuration, il y a quelques vaisseaux qui sont froissés & meurtris ; d'autres qui sont demeurés dans leur entier : & le sang est en congestion aussi-bien dans les premiers, que dans les derniers. Voilà donc tout à la fois & la cause efficiente de la suppuration, & les matériaux propres à former du pus. Pareillement dans les parties, où quelque cause interne excite une suppuration, l'épanchement des liqueurs qui arrive, prouve qu'il y a des vaisseaux qui sont rompus : la vie qui se conserve dans ces parties, dénote qu'il y a d'autres vaisseaux qui sont encore entiers ; & la tumeur, la chaleur, & la douleur font une marque certaine de la distension que tous ces vaisseaux souffrent de la part du sang. C'est précisément-là tout ce qui se passe dans la suppuration du *Phlegmon* & de l'*Erysipéle.*

VI.

Plus il se trouve de vaisseaux rompus dans une partie, (pourvû que la vie subsiste entiérement dans cette partie) plus ils sont déchirés, plus ils sont confondus ensemble ; plus aussi les humeurs trouvent-elles de facilité à s'arrêter & en grande abondance dans ces mêmes vaisseaux, pour être ensuite converties en pus, & plus grande est la quantité de cette liqueur putride & blanchâtre, dans laquelle se réduisent les débris des vaisseaux : par conséquent la suppuration est alors d'autant plus abondante. Or dans les contusions les vaisseaux sont extrémement froissés, brisés, déchirés, & comme moulus : il en est de même dans les brûlures, & dans les playes faites par des Caustiques ; au lieu que dans les incisions la division des petits vaisseaux est faite dans un seul & unique plan. Il n'est donc pas étonnant que les playes faites par contusion, par brûlure, par corrosion, par des armes à feu, suppurent beaucoup plus que les incisions. Ainsi, lorsque l'on veut que des parties suppurent abondamment, il faut les ouvrir avec la *pierre à Cautére* plutôt qu'avec le *bistouri*.

VII.

Comme les vaisseaux qui ont

été coupés dans les incisions, ont
été divisés suivant un même plan,
qu'ils sont peu déchirés , & qu'ils
ont conservé leur situation naturelle ; il est évident que le sang &
les liqueurs s'écouleront pendant
quelque tems avec facilité & par
flot : mais si l'hémorrhagie a été
si abondante, qu'elle ait produit
dans les vaisseaux rompus un si
grand vuide, qu'il n'y ait plus lieu
d'appréhender que les humeurs
s'échappent de nouveau par la suite, ou s'engorgent dans la partie,
il ne se passera rien dans les vaisseaux entiers d'extraordinaire &
de fâcheux. C'est pourquoi les vaisseaux rompus qui sont vuides, seront seulement comprimés par
ceux qui sont pleins ; & leur cavité
s'obliterera de façon, que la Nature ne fera aucun effort pour exciter la suppuration , & que la partie se cicatrisera promtement , de
la maniére que nous expliquerons

dans la Proposition suivante. C'est ainsi que les choses se passent quelquefois dans les incisions des parties charnues ; elles se réunissent très-vîte & sans avoir suppuré : mais cela n'arrive que lorsque les liqueurs se sont épanchées d'elles-mêmes en abondance, ou que l'on les a succées, de peur qu'elles n'accablassent la partie par leur·volume, & que l'on a froté les bords de la playe avec quelque huile, ou quelque baume , ou autre chose semblable pour les défendre du contact de l'air. Par cette méthode les vaisseaux ouverts se vuident, s'affaissent , leurs parois se réunissent insensiblement par la compression que les vaisseaux pleins en se dilatant peu à peu produisent sur eux , & la playe se guérit en très-peu de tems sans aucun accident fâcheux. C'est ainsi que lorsqu'il se rompt quelquefois des vaisseaux sanguins dans quelques

viſcéres, l'hémorrhagie abondante qui ſurvient, empêchant que
le ſang ne devienne incommode
à la partie par ſon ſéjour, il ne ſe
fait aucune ſuppuration, & les
bords de la ſolution de continuité ne tardent pas à ſe réunir.

VIII.

Les contuſions, les playes faites par des cauſtiques, & les brûlures ne ſe cicatriſent jamais qu'a-
près avoir ſuppuré. Car dans toutes ces ſortes de playes les petits
vaiſſeaux ſont tellement rompus,
déchirés, confondus, & repliés
de différentes façons, que l'hémorrhagie en eſt très-peu conſidérable, & par conſéquent qu'ils
ne ſe vuident jamais entiérement;
mais qu'au contraire les liqueurs
s'accumulent dans leur cavité,
ce qui produit l'engorgement &
la tenſion des vaiſſeaux entiers,
& par une ſuite néceſſaire la ſuppuration. Outre cela, comme dans

les cas dont nous parlons, les lambeaux des vaisseaux déchirés sont
en grand nombre , & qu'ils se réduisent en une humeur corrompue , qui est en trop grande quantité pour pouvoir se dissiper par la
transpiration ; cela contribue encore à la formation du pus , ce
qui n'arrive pas dans les incisions
par rapport à la petite quantité
de vaisseaux déchirés.

I X.

Puisque nous reconnoissons évidemment par la premiére proposition que le principe de la vie
subsiste dans toute partie qui suppure , & que nous remarquons
qu'une partie qui avoit souffert
solution de continuité, se réunit
après avoir suppuré , & rentre dans
l'exercice de toutes ses fonctions
ordinaires ; je ne vois pas pourquoi nous devrions regarder ce
principe vital comme passif & sans
aucune action dans l'ouvrage de

la suppuration, & pourquoi nous admettrions une *putréfaction* ou une *fermentation particuliére*, comme l'unique agent dans la formation du pus. Qu'est-il besoin de s'imaginer avec Dolé & d'autres Chymistes que le sang épanché se corrompt de même que du vin tiré d'un tonneau, & que tournant ensuite à l'acide il se transforme en pus? surtout lorsque la Nature nous démontre clairement que sans le concours de l'action du principe vital il ne se forme jamais de pus, quelqu'exposé que soit d'ailleurs le sang à se corrompre, à devenir vappide, ou à fermenter (*Voyez Corol. des Propositions* 3. *&* 4. *& Corol.* 2. *de la Proposition précédente.*) C'est ainsi que le sang épanché, soit en petite quantité comme dans les Echymoses & dans l'écartement des lévres des playes, soit en plus grande abondance comme dans les épanche-

mens confidérables, devient vappide & sujet à tourner en pourriture. C'est ainsi que dans les parties sphacélées, ou lorsqu'il a été
retenu pendant long-tems dans la
cavité de la matrice, il s'altére
tellement par le mouvement intestin de putréfaction & de fermentation qui lui survient, qu'il paroît ensuite sous la forme d'une
espéce de lie horriblement fœtide.
C'est ainsi que s'étoit changé le
sang qui étoit ramaßé dans les
tuniques de l'estomach, dans l'observation que j'ai rapportée plus
haut. Mais quelle est la raison
pour laquelle il ne se forme pas de
pus dans tous ces cas ? Il n'y en a
certainement point d'autre que
l'absence de la cause efficiente de
la suppuration, c'est-à-dire, le
défaut d'oscillation dans les vaisseaux. (*Voyez deuxiéme Corol.*) L'on
objectera sans doute que c'est plutôt le défaut de la fermentation

néceſſaire pour la formation du pus. Mais quel eſt ce ferment particulier, propre à exciter la ſuppuration ? Dira-t'on que c'eſt l'humidité qui ſuinte des parties environnantes ? Dans tous les cas que nous venons de rapporter, l'humidité ne manque aſſurément pas ; elle ne manque pas non plus dans la matrice. La chaleur, autre principe de la putréfaction, ſe rencontre auſſi dans tous ces cas. Dira-t'on que c'eſt le fluide nerveux, cette liqueur que l'on a coutume d'honorer du nom pompeux d'*eſprits animaux*, cette liqueur de laquelle on fait dépendre tellement toutes les actions qui ſe paſſent dans le corps des animaux, qu'il devient inutile d'éxaminer la ſtructure particuliére de chaque partie, d'étudier les différens rapports des ſolides, de s'attacher à diſtinguer les différences des fluides dans leur nature, dans leur

consiſtance , dans leur maſſe reſ-
pective , dans leur cours , dans leur
viteſſe ; & qu'on peut ſe paſſer de
s'inſtruire de toute la méchanique
du corps humain , pourvû que l'on
ſçache que cet être imaginaire
tient les rênes dans l'économie
animale ; cette liqueur enfin qui a
pris la place de *l'Arché de Van-*
helmont , & dont la fiction abrége
l'étude de la Médecine , & la rend
aiſée à tout le monde ? Mais ces
eſprits animaux épanchés parmi
du ſang extravaſé auroient-ils la
puiſſance d'y exciter un mouvement inteſtin d'une nature particuliére? L'on ſeroit aſſez bien fondé à leur refuſer une pareille puiſſance , lorſqu'ils ſont une fois ſortis
de leurs vaiſſeaux. En effet le ſang
épanché ne ſe convertit jamais en
pus ; cela n'arrive ſeulement qu'à
des parties vivantes. (*Voyez Corol-*
laire deuxiéme.) Si vous admettez
que les eſprits animaux détermi-

nés par la douleur à couler en plus grande quantité dans l'intérieur de la partie qui suppure, excitent une fermentation de suppuration, nous serons d'accord sur le siége de la suppuration : mais il restera à éxaminer si c'est dans les vaisseaux rompus, ou dans ceux qui sont demeurés entiers, que se fait cet écoulement abondant d'esprits animaux ; les vaisseaux rompus sont à demi-morts, leurs nerfs sont coupés, ils sont dépourvus du ressort qui est propre aux parties vivantes, & à peine sont-ils sensibles. Au contraire les vaisseaux entiers ont conservé leurs nerfs sains & saufs, ils sont extrémement distendus, ils battent fortement, ils sont enflammés, & très-susceptibles de douleur ; par conséquent les esprits couleront en abondance dans ces derniers, & en très-petite quantité dans les premiers vaisseaux. Or le pus ne se forme pas dans des vaisseaux entiers, mais dans des vaisseaux rompus, qui sont les seuls qui puissent lui donner issûe : donc les esprits animaux qui coulent abondamment dans une partie qui suppure & qui est souffrante, produiront par leur mélange quelqu'altération remarquable dans les vaisseaux entiers ; mais ils n'apporteront aucun changement dans les sucs immobiles renfermés dans les vaisseaux rompus.

L'on peut ajouter à tout ce que nous avons dit jusqu'ici contre le sentiment des Chymistes qui regardent la corruption & le développement des parties acides du sang comme la cause de la suppuration, qu'il n'y a réellement point d'acide dans le pus ; puisque Pitcarn a démontré il n'y a pas long-tems, par plusieurs expériences, que les crachats purulens ne contenoient point du tout d'acide, mais

beaucoup d'un sel analogue à celui de la corne de cerf. Voilà donc
que l'on a démontré aux Chymistes un sel alkali renfermé dans le
pus ; au lieu que de leur côté ils
n'apportent aucune preuve du sel
acide , auquel ils attribuent les
principaux effets du pus. Car quant
à celle qu'ils tirent de la qualité
corrosive de ce liquide , l'on pourroit très-bien mettre le fait en
question , comme étant faux dans
tous les cas où le pus est louable.
Et d'ailleurs , d'autres n'auroient-
ils pas autant de droit d'admettre
un sel alkali comme la cause de
cette qualité corrosive , qu'ils en
ont de la reconnoître comme l'effet d'un sel acide fixe , d'autant
plus que la Chymie nous fournit
des caustiques également dans ces
deux genres ? C'est ainsi qu'Hippocrate a donné le nom d'*âcres* à
ces crachats purulens, que les Chymistes appellent acides. Je passe

ſous ſilence la couleur verte du pus, que quelques-uns apportent comme un ſigne de ſon acidité ; comme ſi une pareille couleur indiquoit qu'il y eût des ſels vitrioliques dans le pus, pendant que les couleurs ne dénotent aucunement la nature ſpécifique des principes d'un mixte, & que les expériences faites par Pitcarn font voir plus qu'aſſez la foibleſſe de ces ſortes de preuves que les Chymiſtes tirent des ſignatures & d'autres choſes ſemblables. Quoi qu'il en ſoit, cet éxamen de la nature du pus par des expériences chymiques ne donne aucun éclairciſſement pour l'application des remédes ; auſſi ne le regardai-je utile qu'en cela ſeul, qu'il ſert à réfuter l'opinion de Dolé & de ſes partiſans.

VI. PROPOSITION.

Expliquer *ce qui arrive lorfque la fuppuration eft commencée, & comment fe fait la réunion des parties après qu'elles ont fuppuré.*

Auffitôt que le pus a commencé à fuinter des bords d'une playe, & que les extrémités déchirées des vaiffeaux fe font rouvertes, alors les liqueurs qui abondent dans les vaiffeaux rompus, ne trouvent pas un fi grand obftacle à s'y infinuer ; par conféquent la réfiftance étant diminuée de ce côté-là, les vaiffeaux entiers commencent à être déchargés d'autant du volume furabondant d'humeurs qui les accabloit. C'eftpourquoi le pus diftillant alors des vaiffeaux rompus, & ceux qui font entiers, commençant à livrer paffage plus aisément aux liqueurs qu'ils reçoivent, la tumeur, la tension, la chaleur, & la douleur de la partie blessée commencent aussi à diminuer dès ce moment : en un mot, la partie blessée est soulagée aussitôt que les lévres de la playe paroissent humectées de pus ; & la fiévre, s'il y en avoit, se rallentit aussi, le soulagement se fait ressentir universellement par tout le corps.

Mais comme à mesure que le pus continue à s'écouler, les passages deviennent de plus en plus ouverts dans les bords de la playe, il s'ensuit que la circulation des liqueurs dans la partie blessée deviendra plus libre de jours en jours. Il viendra donc un tems où tous les terribles accidens qui avoient été excités par les efforts de la nature pour la formation du pus, s'appaiseront enfin & disparoîtront tout-à-fait, & auquel les

bords

bords de la playe laifferont écouler le pus fans aucune douleur. Il
faut remarquer à propos de cela,
que l'écoulement du pus durera
tant que les liqueurs trouveront
quelque difficulté à circuler dans
les bords de l'ulcére ; car le fang
venant à s'arrêter tant foit peu
dans l'origine des vaiffeaux rompus, tant par rapport à la flacci-
dité de ces vaiffeaux qui font prefque morts, qu'à caufe de la réfiftance que lui offre la vifcofité &
la lenteur du pus qui le précéde,
il fe trouvera expofé à l'action de
la caufe efficiente du pus, c'eft-à-
dire, au battement des vaiffeaux
entiers dans lefquels la circulation ne fe fait pas encore bien
librement ; & par conféquent il
fe changera en pus, lequel à la vérité acquérera de jour en jour plus
de fluidité, à proportion que le fang
féjournera moins ; & qu'étant par-
là moins épais & moins dépouillé

N

de sa sérosité, il fournira une liqueur moins épaisse qu'elle n'étoit
auparavant. L'ulcére continuera
pareillement à rendre du pus, jufqu'à ce que les extrémités des vaiffeaux rompus foient tombées en
mortification, & que s'étant abfolument détachées des parties vivantes aufquelles elles adhéroient,
elles ceffent de fournir à la formation de la liqueur purulente.

Lorfqu'au bout de quelques
jours ou d'un tems plus confidérable, fi quelque chofe s'y eft oppo-
fé, le paffage des liqueurs dans
les bords de l'ulcére eft devenu
enfin tout-à-fait libre, le fang &
la lymphe ceffent dès-lors d'entrer dans les vaiffeaux rompus ;
parcequ'ils ne rencontrent aucune
réfiftance à couler dans les vaiffeaux entiers, & que ces mêmes
vaiffeaux compriment de toute
part ceux qui font rompus, qui deviennent de plus en plus flafques,

& dont les extrémités ont été converties en pus. La formation &
l'écoulement du pus cessant donc
peu à peu, il transpirera des bords
de l'ulcére une espéce de sérosité
plus fluide qui les humectera, &
les vaisseaux rompus seront alors
oblitérés dans leur origine, & leurs
extrémités entiérement détachées
& séparées des parties vivantes.
Voilà donc la maniére dont la
Nature déterge, comme on dit,
elle-même un ulcére. Voilà les
bords de cet ulcére qui ne font
plus formés que par des vaisseaux
entiers & vivans ; voilà que le
cours libre des liqueurs entretient
la vie dans ces bords ; voilà enfin
ces mêmes bords débarrassés des
vaisseaux morts & des liqueurs
corrompues qui lui étoient à charge : il ne s'agit plus présentement
que de réunir & de consolider les
parties divisées.

La Nature qui n'a pas succom-

bé en procédant à la suppuration
par des voies simples , ne laissera
pas certainement son ouvrage im-
parfait. Tous les vaisseaux entiers
& vivans qui composent le tissu
des bords de l'ulcére qui a été dé-
tergé , ne se terminent pas à la surface de cet ulcére ; car ils ne pourroient pas en cet état , ni ramener
les fluides qu'ils auroient reçu , ni
conserver la vie dans la partie
blessée ; mais ces vaisseaux étant
parvenus jusqu'à la superficie de
l'ulcére , ils se replient sur eux-mêmes , & forment ainsi un canal
continu & recourbé comme un
syphon , lequel sert à reporter les
liqueurs vers le cœur. Mais ces
courbures de vaisseaux ne sont pas
assujetties comme elles l'étoient
avant que la partie eût souffert
solution de continuité ; car elles
sont à l'abri de toute compression ,
& en quelque sorte suspendues.
De plus, la suppuration ayant tout-

à-fait confommé les extrémités
déchirées des vaiffeaux qui les environnoient, elles ne font plus comprimées par les côtes : c'eftpourquoi elles obéiront plus aifément
qu'elles ne le faifoient auparavant,
à l'impulfion des liquides qui abordent dans leur cavité ; & fe dilatant & s'allongeant peu à peu ,
elles repréfenteront autant de petits monticules mollaffes éminens
çà & là , remplis de fang & rougeâtres ; en un mot, pour fe fervir
des termes ufités , les chairs effleu-
riront de chaque point de la furface de l'ulcére. Les liqueurs continuant d'être pouffées dans ces
vaiffeaux mols , faciles à s'étendre ,
& qui ne font point comprimés ,
elles les allongeront toujours de
plus en plus : ainfi l'efflorefcence
des grains charnus augmentera de
jour à autre, ces grains fe gonfleront , augmenteront de volume ;
& végétant de part & d'autre des

bords de l'ulcére, ils se rencontre-
ront enfin, & les éminences s'insi-
nueront, à la maniére des *Cotyle-*
dons, dans les cavités qui s'offriront
à elles. S'il arrive que deux éminences opposées se rencontrent, celle
des deux qui résistera le moins, se
détournera de côté, pendant que
l'autre continuera sa route entre
elle & celles qui sont aux environs ; & ainsi les bords de l'ulcére
se réuniront par une mutuelle ré-
ception des éminences de l'un dans
les cavités de l'autre. L'abord continuel des fluides rendra de jour
en jour cette union & cet entre-
lassement réciproque de ces grains
charnus plus intime, & semblable
à une couture extrémement serrée. Ce qui augmente encore la
fermeté de la cicatrice, c'est que
la lymphe nourriciére s'attache &
se colle incessamment aux parois
des vaisseaux nevro-lymphatiques
qui sont distendus ; & même elle

s'y colle en d'autant plus grande quantité & avec d'autant plus d'éxactitude, que les courbures & la compreſſion que ſouffrent les vaiſſeaux dans l'endroitde l'entre-laſſement, lui offrent trop de réſiſtance : l'union que ces grains charnus contractent, eſt ſi immédiate, que ſi l'on employe la force pour les ſéparer, ils ſe déchirent plutôt que de ſe détacher les uns des autres dans leur entier ; ce qui vient de ce que leurs extrémités comme plus molles, n'ont pas ceſſé un moment de ſe ſouder enſemble les unes les autres, & que pendant que leurs origines ſe ſont comprimées mutuellement, ces mêmes extrémités ont acquis trop de volume pour pouvoir paſſer dorénavant par les mêmes interſtices qui leur ont d'abord livré paſſage. Il arrive alors la même choſe que dans cet aſſemblage de piéces de bois, que les Menuiſiers appellent

Queue d'aronde. Telle est la méchanique par laquelle se forme la cicatrice dans les parties molles, & le cal dans les os fracturés.

L'on est donc en droit de conclure de tout ce que nous venons de dire, que les extrémités des vaisseaux rompus ne s'unissent & ne s'abouchent point de nouveau pour faire des canaux continus, comme elles l'étoient auparavant : car il n'est pas possible de concevoir que les vaisseaux, surtout d'une même espéce, se rencontrent éxactement les uns les autres, & se réunissent de même : & les extrémités des vaisseaux rompus & déchirés ne peuvent pas non plus se conserver sains & vivans, pendant un aussi long tems que dure la suppuration ; mais elles se corrompent & se détachent, comme nous l'avons remarqué plus haut par ce qui se passe dans les amputations des membres. D'ailleurs, l'on n'a jamais vû , & l'on ne peut pas imaginer que ce qui reſte de ces vaiſſeaux rompus , puiſſe s'allonger par aucune méchanique.

Il n'eſt guéres plus raiſonnable de regarder la cicatrice ou le **cal**, comme une ſoudure qui a été faite des parties diviſées , par le moyen du ſuc nourricier extravaſé , qui s'eſt coagulé ; car ceux qui ſont verſés dans la connoiſſance de l'économie animale, ſçavent bien que les liqueurs extravaſées ſont toujours ennemies du principe de la vie. De plus, l'Anatomie nous apprend que la cicatrice ou le cal qui ſont une continuation de la partie, ſont réellement formés par l'allongement des vaiſſeaux ſains de cette partie ; & l'on ne peut jamais comprendre que la lymphe nourriciére puiſſe former de nouveaux vaiſſeaux qui ſervent à allonger ceux qui ſont rompus : car il n'eſt pas permis à un Phyſicien raisonnable de supposer des *êtres imaginaires* pour expliquer ce qui se passe dans le corps humain ; surtout lorsqu'en examinant la Nature avec attention, l'on découvre des réalités qui nous instruisent du véritable méchanisme qu'elle employe en plusieurs cas pour parvenir à ses fins. Quant à la possibilité du prolongement des vaisseaux entiers dans le corps humain, personne ne peut la révoquer en doute, à moins qu'il n'ignore combien les membranes sont capables d'extension, & susceptibles de s'épaissir considérablement ; combien sont énormes quelquefois les dilatations des vaisseaux ; combien les viscéres se gonflent, & quels volumes extraordinaires ils peuvent acquerir ; combien enfin nous avons d'observations sur cette matiére, & combien il est commun de rencontrer de pareils cas dans la pratique journaliére.

Les vaisseaux ne sont pas arrangés dans le même ordre dans la cicatrice ou dans le cal, qu'ils le sont dans les parties dont la continuité n'a point été interrompue; & cette différence se fait remarquer dans la partie où il y a cicatrice : elle n'offre pas à la vûe la même égalité qui paroissoit avant qu'elle eût été blessée. Cela vient de ce que ces vaisseaux ne sont pas abouchés & anastomosés ensemble, comme quelques-uns se l'imaginent. Tous les vaisseaux sont repliés sur eux-mêmes dans l'endroit de la cicatrice ou du cal, & il n'y en a aucun qui passe d'un bord de la cicatrice à l'autre ; mais ils sont entassés confusément & entrelassés les uns dans les autres, comme nous l'avons déja remarqué, & unissent ensemble les bords de la playe, comme le feroit une couture extrémement forte & serrée. De-là vient qu'il n'y a aucun passage des liqueurs d'un des côtés de la cicatrice dans l'autre , & qu'elles retournent toujours de part & d'autre du même côté qu'elles sont venues. De-là vient que la circulation des liqueurs n'est pas si aisée dans les vaisseaux de la cicatrice qui sont recourbés sur eux-mêmes, & qui se compriment réciproquement les uns les autres, que dans des parties qui n'ont jamais souffert solution de continuité. De-là vient que l'on ressent de tems en tems des douleurs dans l'endroit des cicatrices & des cals.

Nous avons examiné jusqu'ici avec ordre comment se fait l'écoulement du pus , comment il cesse enfin de couler , comment la Nature mondifie l'ulcére , & produit ensuite la cicatrice ; il s'agit présentement d'expliquer la maniére dont tout le corps est affecté, lorsque le pus est une fois formé.

Dans les suppurations abondan-

tes, furtout dans celles des vifcé-
res, le corps friffonne quelquefois, & eft froid lorfque le pus eft
prêt à couler; car fi l'on tâte alors
les extrémités du malade, l'on les
trouve froides : le poulx eft auffi
alors foible, petit, & déprimé;
enfuite il fe reléve au bout d'un
certain tems, il devient peu à peu
plus plein, plus fort, plus fréquent;
les joues qui étoient auparavant
pâles, deviennent rouges, & tout
le corps eft brûlant. A quoi peut-
on attribuer tous ces accidens, fi
ce n'eft au mélange du pus avec la
maffe du fang ? Car l'on ne peut
pas ici, comme dans le cas de la
Propofition précédente, accufer
les fortes vibrations des nerfs dans
la partie qui fuppure ; puifqu'il
arrive très-fouvent qu'à peine a-
t-on le moindre fentiment qui aver-
tiffe qu'il fe fait une fuppuration ;
& que ce n'eft qu'à la faveur des
friffons qu'éprouve le malade, que

l'on s'apperçoit en quelque façon
dans la suite, de la suppuration qui
se faisoit sourdement. C'est ainsi
que les Médecins découvrent souvent les suppurations cachées qui
se font dans les poulmons, dans
le foye, & dans les autres viscéres, lorsqu'il survient au malade
des frissons qui n'ont aucune cause
manifeste. Outre cela, les frissons
que l'on ressent alors, n'en impo-
sent pas, & ne sont pas seulement
tels en apparence; puisque le corps
est réellement froid, & que le
sang est mal conditionné. Pour ce
qui est du mélange du pus avec
la masse du sang, la preuve en est
que l'on a souvent observé qu'il
s'est filtré du pus par des *secrétoires* très-éloignés des parties, qui
étoient en suppuration ; les reins
sont les organes qui livrent le plus
ordinairement passage à cette matiére purulente par la voie des
urines.

Il arrive donc quelquefois que,
lorſque le pus a commencé à ſe
former , les pulſations des vaiſſeaux entiers ne ſont pas ſuffiſantes pour pouvoir l'exprimer des
extrémités des vaiſſeaux rompus,
ſoit parceque ces premiers vaiſſeaux ne ſont pas aſſez forts , ſoit
parceque le pus eſt trop gluant &
trop épais , ſoit parcequ'il eſt en
trop grande quantité , ſoit parceque les extrémités des vaiſſeaux
rompus ne s'ouvrent pas dans un
eſpace vuide & bien ouvert ; mais
qu'elles ſe terminent dans un endroit même de la partie qui eſt
tout-à-fait fermé , ou qui n'eſt pas
aſſez dilaté. Il eſt clair que dans
tous ces cas la partie ne peut pas
ſe dégorger facilement du pus qui
s'y forme, ſoit à cauſe qu'il eſt chaſ-
ſé avec trop peu de force , ſoit à
cauſe qu'il réſiſte trop lui même à
ſon expulſion, ſoit enfin parcequ'il
ne trouve pas une libre iſſue.

C'estpourquoi dans les suppurations abondantes le pus accablant
par son volume les vaisseaux rompus, ne peut pas se prêter aisément
à la pulsation des vaisseaux entiers,
qui font effort pour le faire couler par les extrémités de ceux qui
font déchirés : par conséquent
étant pressé ainsi de toute part,
une portion s'en détournera comme par autant de ravines dans les
vaisseaux collatéraux qui font entiers, & elle corrompera par sa
présence toutes les liqueurs.

Il arrive à peu près la même
chose dans les suppurations cachées qui se font dans les viscéres.
Car ces sortes d'organes pour la
plûpart font composés de vaisseaux très-délicats & bien ouverts, & ils ne font pas garnis de
fibres très-fortes ; ainsi ils manquent de force pour expulser &
faire sortir le pus. Outre cela, si
ce pus est trop visqueux, comme

il arrive dans les fuppurations des *tubercules* du poulmon ; ou s'il ne trouve pas une libre iffûe , ce qui fe rencontre fouvent dans les vif-céres qui fuppurent , comme par éxemple , lorfque l'abcès n'a aucune ouverture au dehors de la partie , ou lorfque l'ouverture de l'ulcére eft trop étroite; dans tous ces cas où la main du Chirurgien ne peut pas pénétrer jufqu'au vif-cére affecté , c'eft une néceffité que la fubftance de la partie ne foit point déchargée du pus à mefure qu'il fe forme. C'eftpourquoi la preffion continuelle qui agit fur lui, en fera paffer une portion dans les vaiffeaux collatéraux, & le fang & toutes les liqueurs en feront infectés.

Mais comme les circonftances dont nous avons parlé, fe rencontrent plus fouvent dans les vifce-res que dans les autres parties qui font en fuppuration , & même

qu'il n'eſt pas rare qu'elles s'y rencontrent toutes enſemble ; il ſuit
de-là que l'on obſervera plus ſouvent ce mélange du pus avec le
ſang dans les ſuppurations des viſcéres , que dans toutes autres. Il
faut ajouter à tout cela que les
viſcéres , tant à raiſon des gros
vaiſſeaux qui s'y diſtribuent, qu'à
cauſe de leur proximité du cœur ,
communiqueront bien plus aiſément à la maſſe des humeurs les
mauvaiſes qualités du pus dans tout
leur entier, que ne le font les autres parties de l'habitude du corps.

Les floccons du pus ainſi mêlés
en grand nombre au ſang , ſans
avoir changé de forme, ſont épais,
viſqueux, difficiles à diviſer : c'eſtpourquoi en empâtant les parties
mucilagineuſes & globuleuſes .du
ſang , & s'oppoſant à leur fluidité , ils rallentiront leur mouvement çà & là , & le rendront inégal ; par conſéquent le mouve-

ment inteftin du fang diminuera, le poulx deviendra fur le champ plus foible & plus petit, le corps fe réfroidira, les forces s'abatteront. Mais le fang qui a été ainfi tout-d'un-coup inégalement épaiffi, paffe difficilement & irréguliérement par les vaiffeaux capillaires : de-là les vibrations fourdes & inégales des filets nerveux ; de-là les tremblemens des fibres charnues & membraneufes ; de-là les friffons. D'un autre côté, le fang qui trouve de la difficulté à paffer dans les vaiffeaux capillaires, eft obligé de refouler dans les grands vaiffeaux ; & c'eft-là la raifon pour laquelle un grand nombre de fecrétions ceffent prefqu'entiérement : la falive fe filtre en petite quantité, elle eft gluante, la bouche eft féche ; & il en eft de même des autres fecrétions, qui fe tariffent pareillement.

Mais comme la réfiftance que

le sang trouve à se faire passage
par les vaisseaux capillaires, augmente pendant quelque tems, &
qu'ainsi il s'accumule peu à peu en
grande quantité dans les grands
vaisseaux sanguins, ceux-ci se dis-
tendront enfin plus que de coutume ; & leurs vibrations aussi-
bien que les contractions du cœur
devenant plus fréquentes, la *fiévre* commencera à paroître : mais
ces pulsations continuant toujours,
& même en augmentant, les molécules du sang quelque grossiéres qu'elles soient, seront secouées
& agitées fortement ; le sang entrera en raréfaction, la fiévre s'al-
lumera, & persévérera avec beaucoup de vivacité, jusqu'à ce que
les molécules du sang ayent été
brisées & atténuées au point qu'il
puisse enfiler librement les vaisseaux capillaires, & que les fluides
surabondans s'étant échappés par
les vaisseaux secrétoires qui leur

refuſoient auparavant le paſſage,
mais qui ſont alors libres & ouverts, & ſurtout par l'organe ſecré-
toire de la peau ſous la forme de
ſueur, la réſiſtance que les grands
vaiſſeaux ſanguins & le cœur ren-
controient, & la diſtenſion qu'ils
ſouffroient, ſoient totalement ceſ-
ſées.

Mais dans le tems que le pus ſe
mêle au ſang, & y produit la fiévre, il arrive quelquefois que les
violentes pulſations des vaiſſeaux,
& que le flot du pus qui eſt en
grande abondance, rompent l'obſtacle qui ſe trouvoit dans les lévres de l'ulcére, de façon que le
pus s'étant fait jour, ſe répand enſuite ſur la ſurface de l'ulcére, & ne
corrompt plus dorénavant la maſſe du ſang en ſe mêlant avec elle.

Cependant, ſi par rapport à
quelques-uns des inconvéniens
dont nous avons fait l'énumération, le pus ne s'extravaſoit pas à la

superficie de l'ulcére dans la même proportion qu'il se forme, il
s'en detourneroit insensiblement
& continuellement une portion,
quoiqu'en petite quantité, dans
les vaisseaux collatéraux ; & ainsi
le sang en étant sans cesse infecté,
la fiévre seroit continüe avec des
redoublemens de tems à autres,
accompagnés de frissons, sçavoir
toutes les fois que l'amas du pus
dans les vaisseaux sanguins augmenteroit. Mais si ce mélange du
pus avec le sang duroit long-tems,
& faisoit ainsi traîner la fiévre en
longueur, celle-ci prendroit le caractére d'une fiévre lente. Car un
mouvement intestin aussi violent,
& continué pendant si long-tems,
dissolveroit à la fin la masse du
sang , & détruiroit son mucilage,
ou, comme on l'appelle, son *Baume*,
qui est si nécessaire à la vie ; par
conséquent ce même sang ne seroit plus propre à résister à la pul-

sation des artéres , ni à fournir
aux vaisseaux nevro - lymphatiques cette douce rosée qui doit
faire la matiére de la *nutrition*. Les
liqueurs qui se sépareroient dans
les différens secrétoires d'avec un
sang ainsi appauvri, ne serviroient
que très-imparfaitement à l'éxercice des fonctions : de-là l'inertie
dans les vaisseaux & dans les fibres ;
de-là les mauvaises digestions ,
l'abattement des forces de jour à
autre ; de-là le *desséchement* & le
Marasme universel de tout le corps.

Après que les floccons de pus
qui étoient trop grossiers pour passer par les vaisseaux capillaires ,
ont roulé pendant quelque tems
dans les vaisseaux avec le sang ,
le mouvement de la fiévre les brise enfin, & les atténue, comme nous
l'avons déja dit ; & lorsqu'ils ont
été bien divisés, ils s'échappent ensuite par différens couloirs : mais
ils sortent surtout sous la forme

de sueurs extrémement fœtides
par les pores de la peau, entraînés
qu'ils sont avec la sérosité lixivielle du sang. Mais s'il arrive que
dans le tems de leur mélange avec
le sang, & lorsqu'ils nagent dans
sa sérosité n'étant encore que peu
divisés, ils soient présentés à des
conduits secrétoires assez ouverts,
ils ne manqueront pas de s'y insi-
nuer; & comme le mouvement &
la vitesse des liqueurs sont beaucoup plus lents dans les canaux
secrétoires que dans les vaisseaux
sanguins, il s'ensuit que les floccons de pus ne conserveront pas le
mouvement intestin qui les tenoit
écartés les uns des autres dans les
vaisseaux sanguins. Ils se rassem-
bleront donc plusieurs ensemble,
& formeront des floccons de plus
en plus gros, lesquels ne laisseront cependant pas que de passer
outre; parceque les vaisseaux secrétoires en se réunissant, forment
des

des canaux de plus en plus amples. C'eſtpourquoi les troncs des conduits ſecrétoires contiendront des gouttes de pus quaſi toutes formées.

Comme les canaux ſecrétoires des reins ſont naturellement très-ouverts, & qu'ils admettent aiſément & en grande quantité la ſéroſité lixivielle du ſang, ſi çes canaux ſe trouvent dans certains ſujets encore plus ouverts qu'ils ne le ſont ordinairement, & que les floccons de pus nagent librement dans la ſéroſité du ſang ſans avoir à peine aucune union avec les parties mucilagineuſes de ce liquide ; il eſt évident que ces floccons enfileront facilement les ſecrétoires des reins, & qu'ils s'y réuniront en pluſieurs gouttes ſenſibles par la méchanique que nous avons expliquée. L'urine diſtillera en partie des mammelons qui forment les reins ; mais il en découlera auſſi en même tems des gouttes de pus, lesquelles se réuniront encore, & augmenteront de volume en séjournant dans le *Bassinet* du rein, & dans la vessie. Ainsi il n'est pas étonnant que quelques malades ne laissent pas que de rendre du pus par les urines, quoique le siége de la suppuration ne soit pas toujours dans les reins. L'on observe souvent pareille chose dans ceux qui ont du pus épanché dans la poitrine : & cela n'est pas rare dans les Phthisiques, lorsque leur maladie est dans le dernier dégré; parceque dans ces derniers sujets la partie mucilagineuse du sang étant détruite, le pus n'en est plus embarrassé & comme lié, mais il nage librement dans la sérosité.

Les conduits secrétoires des intestins sont aussi fort larges, fort nombreux, fort courts, & peu enfractueux ; par conséquent les sujets qui auront ces sortes de

conduits fort dilatés, & dans lefquels ils auront été dilatés encore
davantage par une Diarrhée, feront travaillés d'un cours de ventre purulent. C'eſt ce que nous
avons obſervé quelquefois dans les
Phthiſiques déſeſpérés, & quelquefois même des flux d'urine purulens.

Mais qui eſt-ce qui niera que
les conduits biliaires du foye ne
ſoient très-amples, ſurtout ſi l'on
fait réfléxion que la matiére de la
ſecrétion qui ſe fait dans ce viſcére, lui eſt fournie par un ſang ve-
neux; & qu'ainſi les molécules en
ſont ſi groſſiéres, qu'elles ne peuvent paſſer que par des orifices
aſſez larges? C'eſtpourquoi les
floccons de pus enfileront auſſi
dans certains ſujets la route de la
bile. Mais comme les pores biliaires font un chemin très-étendu
dans la ſubſtance du foye, & que
la bile qui les parcourt, eſt une

humeur naturellement affez épaiffe, les particules du pus s'y réuniront aifément plufieurs enfemble,
& acquéreront avant que de paffer dans de plus gros troncs un volume fi confidérable, que ne pouvant pas paffer outre, elles engorgeront & obftrueront bien vîte
les ramifications du canal biliaire.
C'eftpourquoi les vaiffeaux fanguins qui les environnent, en feront comprimés, fe gonfleront,
il s'y fera rupture, enfin il fe formera une fuppuration dans la fubftance du foye. Telle eft la caufe
des abcès au foye qui furviennent
à la fourdine, & fans qu'on s'y
attende, dans les perfonnes qui ont
quelque partie de leur corps en
fuppuration, comme les obfervations en rendent témoignage.

Une chofe affez finguliére dont
d'excellens Praticiens font mention, c'eft que les abcès au foye
furviennent principalement dans

les suppurations des parties internes de la tête : ce qui certainement ne peut être attribué qu'à
la qualité particuliére du pus qui
se forme dans la tête ; puisque
l'Anatomie ne nous a fait connoî-
tre jusqu'ici aucune communication particuliére entre le cerveau
& le foye, qui puisse servir à rendre raison de ce phœnoméne. Nous
croyons donc que le pus de la tête,
comme étant composé de fluides
plus tenus, plus déliés , & très-
actifs , est un mucilage très-fin ,
dont les floccons s'insinuent dans
les pores biliaires , de façon cependant qu'ils s'y unissent particu-
liérement plusieurs ensemble par
les raisons que nous avons détail-
lées ci-dessus : ce qui donne quelquefois occasion aux suppurations
qui se forment dans le foye. Mais
nous n'avons pas remarqué jusques
ici , que ces sortes de cas fussent
fréquens, & arrivassent constamment. O iij

Ce n'eſt pas ſeulement lorſque le ſang reçoit continuellement le mélange du pus, que la fiévre lente s'empare du malade ; le corps ſe deſſéche auſſi de même, lorſqu'un ulcére ſuppure trop abondamment, ou trop long-tems. Car il arrive de-là que le ſang eſt privé d'une grande quantité de ſa partie mucilagineuſe, qui diſtille ſans ceſſe des petits vaiſſeaux rompus de l'ulcére, ſurtout des nevro-lymphatiques, & qui forme pour la plus grande partie la matiére du pus.

C'eſtpourquoi le ſang étant une fois dépouillé de ce mucilage, ſes particules les plus mobiles n'ont plus rien qui les retient, & le battement des vaiſſeaux leur communique un trop grand mouvement. Les fibres des vaiſſeaux n'étant plus ramollies, ni maintenues dans leur ſoupleſſe par ce même mucilage, ſe deſſéchent & deviennent

roïdes : de-là les pulsations vives
& fréquentes, la fiévre lente ; de-
là l'augmentation de la perte des
parties mucilagineuses du sang, &
le marasme de tout le corps. C'est
ainsi que les ulcéres qui ont beaucoup d'étendûe, ou ceux qui suppurent trop abondamment, ou
trop long-tems, font tomber les
blessés dans une atrophie incura-
ble.

Il nous reste en dernier lieu à
éxaminer quelles sont les différentes modifications que reçoivent les
parties qui suppurent, quant à leur
forme extérieure.

I.

Lorsque la surface de la partie
qui est en suppuration, n'est point
recouverte ; & que le pus qui en
découle, trouve une issûe libre ;
l'on appelle cela un *Ulcére.*

I I.

Quand l'intérieur & la substance la plus cachée d'une partie a

O iv

souffert solution de continuité ; qu'elle est déchirée & qu'elle suppure, l'intervalle que laissent entre elles les parties désunies, se remplissant peu à peu du pus qui distille des extrémités des vaisseaux rompus ; il se forme, pour ainsi dire, un étang de pus fermé de tous côtés ; & c'est ce que l'on nomme un *abcès*.

Si la substance de la partie abcédée se trouve un peu mince dans quelqu'endroit, & que l'abcès n'occupe pas une grande étendûe de cette partie ; il fait pour l'ordinaire une éminence dans cet endroit : ce qui vient de ce que le volume sphérique du pus qui est épanché, étant pressé de toutes parts par les parties environnantes qui sont tendues, & qui font effort pour se contracter ; il est chassé dans l'endroit de la partie où le tissu est plus lâche, comme étant celui qui résiste le moins ; ensorte que la mollesse & la fluctuation se font appercevoir principalement dans cet endroit.

I I I.

Mais lorsque la partie qui est en suppuration, a une petite ouverture, & que le pus trouve difficilement à en sortir ; les parties molles environnantes qu'il écarte par sa présence, faisant effort pour se contracter, l'expriment de tous côtés. Mais comme il ne sçauroit être expulsé facilement par l'ouverture de la partie affectée, soit parceque cette ouverture est trop élevée, soit parcequ'elle est trop étroite ; il s'ensuit que l'effort de la puissance qui produit cette expression, s'étendra dans toutes les parties des environs. Ainsi ces parties s'écarteront peu à peu, leur désunion augmentera, & le pus s'insinuera dans les fentes qu'elles laisseront entre elles. Or lorsque le pus est dispersé dans des intervalles confidérablement étendus, comme dans autant de niches, ces cavités prennent le nom de finus.

L'acrimonie du pus, lorfqu'elle fe rencontre, aide encore à la formation de ces finus ; car elle détruit & ronge les liens qui uniffoient les fibres entre elles, & le pus s'infinue peu à peu dans ces enfractuofités qui n'ont point d'iffûes.

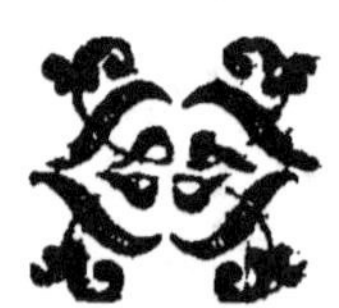

SECONDE DISSERTATION

OU
SUITE DE L'ESSAI
SUR LA SUPPURATION,

Dans laquelle on en éxamine les principaux phænoménes dans les Parties molles.

DE même que la suppuration, lorsqu'elle est louable, est un effort de la Nature qui se soulage elle-même, effort qui consiste à nétoyer éxactement les vaisseaux rompus des fluides qui sont arrêtés dans leurs cavités, & qui ne sont plus soumis aux forces de la vie, à pratiquer un chemin libre au reste des liqueurs dans les vaisseaux entiers, à détruire par conséquent l'engorgement qui s'étoit

formé dans la partie qui avoit
souffert solution de continuité, à
procurer ensuite l'allongement de
quelques vaisseaux, & à les faire
paroître ainsi sous la forme de
grains charnus, & enfin à les en-
trelasser & les souder ensemble de
la maniére que les Ouvriers appellent assemblage *à queue d'aronde* ;
de même aussi l'on observe quelquefois que cette même Nature
manque de force, ou n'en a pas
assez pour venir à ses fins, ou qu'elle varie dans ses procédés, & qu'elle s'écarte de la véritable route
qu'elle devroit tenir, ou qu'elle
en prend une absolument contraire ; ensorte qu'elle chancéle quelquefois, qu'elle succombe, ou
qu'elle s'affoiblit considérablement
& devient languissante, ou qu'elle
présente différens phœnoménes,
ou qu'elle travaille à son désavan-
tage. De-là vient que souvent les
suppurations ne réussissent pas com-

me on le souhaiteroit, & qu'elles demandent bien de l'adresse, tant de la part du Médecin, que du Chirurgien, pour être conduites comme il faut.

C'est pourquoi j'entreprends de traiter dans la présente Dissertation, des variétés que nous offrent les suppurations, des différentes maniéres dont elles se terminent, & des accidens qui les accompagnent. Ce sujet est sans difficulté de la derniére importance. Car après avoir entiérement arraché à la Nature le secret de son travail dans l'ouvrage de la suppuration, ayant par conséquent la raison pour guide, & pouvant juger avec certitude de l'état des parties qui suppurent, il ne nous sera pas difficile d'apporter les secours convenables, lorsque la Nature sera opprimée, languissante, ou qu'elle s'écartera du bon chemin.

I. PROPOSITION.

Examiner *pourquoi lorsqu'il y a dans une Partie molle des vaisseaux sanguins & autres qui leur sont entrelassés, de rompus, il ne s'y fait quelquefois point du tout de suppuration, ou du moins très-peu, & avec beaucoup de peine ; & pourquoi elle cesse quelquefois après avoir commencé, ou qu'elle ne se fait qu'avec lenteur ?*

Plusieurs causes peuvent rendre la Nature incapable d'exciter la suppuration dans une partie, ou la faire languir lorsqu'elle a une fois commencé, & souvent l'accabler entiérement. Nous en allons examiner les principales.

I.

Pour qu... arrive suppuration,

il faut que les vaisseaux de la partie qui a souffert solution de continuité, se remplissent de fluides en
beaucoup plus grande quantité
qu'à l'ordinaire ; que ceux qui
sont entiers, se distendent, & battent beaucoup plus fortement.
(*C'est ce que la Nature nous démontre
elle-même , puisqu'elle n'excite jamais
de suppuration sans qu'il ait précedé une
inflammation*). C'estpourquoi si ces
vaisseaux ne sont pas assez gonflés , & que les liqueurs coulent
avec aisance , la cause efficiente
de la suppuration, sçavoir , la pulsation répetée des vaisseaux entiers , n'entrera point en jeu , ou
du moins elle n'agira que foiblement. D'un autre côté , la matiére
de la suppuration ne se formera
point , ou en très-petite quantité,
dans les vaisseaux rompus ; ainsi il
n'arrivera alors que peu ou point
de suppuration. C'est pour cette
raison que les *Echymoses* , les *Exan-*

thémes , les *coups de fouets* , de *ver-
ges* , & les *taches* qui furviennent
dans les fiévres malignes fur différentes parties , ne fuppurent point
pour l'ordinaire : c'eſt ainſi que
les parties coupées ne fuppurent
point , ou qu'à peine , lorſqu'elles
ont bien faigné ; c'eſt ainſi que l'on
empêche fenſiblement la fuppuration dans les playes , lorſque par
l'application de remédes réſolutifs
fur leurs lévres & fur les environs ,
l'on oblige le fang à couler avec
trop de facilité par les petits vaiſfeaux.

I I.

L'ouvrage de la fuppuration a
befoin continuellement pour fe faire , comme il faut , que le mouvement vital des vaiſſeaux s'augmente conſidérablement , & devienne
plus fort. C'eſt ce que nous fait
voir l'inflammation qui précéde
non-feulement toutes les fuppurations , mais même qui les accom-

pagne toujours en quelque façon.
Mais comme les vaisseaux sanguins battent plus fortement que
les autres, & qu'outre cela ils font
remplis d'un fluide & plus actif &
plus abondant, qui conftitue pour
la plus grande partie la matiére
du véritable pus ; il eft évident que
les parties dans la compofition
defquelles il entre peu de vaiffeaux
fanguins, fuppureront plus lentement que d'autres. De-là vient que
les ligamens, les tendons, les
membranes graiffeufes, les membranes extrémement fines & tendues comme le *Périofte*, le *Périchondre*, la membrane propre des
mufcles, & toutes celles qui leur
font femblables, ne parviennent pas
fi aifément à fuppurer que des parties charnues. Il en eft de même
des corps glanduleux qui reçoivent très-peu de fang, & qui font
arrofés d'une humeur lymphatique abondante ; telles font les glan-

des que l'on appelle lymphatiques,
comme les *Salivales*, le *Pancreas*,
& d'autres parties semblables.

III.

S'il y a une grande quantité de
vaisseaux de coupés, de rompus,
de meurtris, ou de déchirés, le
petit nombre de ceux qui feront
demeurés dans leur entier, ne suffira pas pour entretenir dans la
partie le mouvement vital, sans
lequel l'on ne doit point attendre
qu'il arrive de suppuration : car
alors les vaisseaux sains sont trop
disperfés dans l'étendûe de la partie, pour qu'ils puissent par leurs
pulsations résister à un volume
aussi considérable de vaisseaux
rompus qui font dans l'inaction,
& qui font remplis d'humeurs
croupissantes ; enforte qu'ils en feront accablés eux-mêmes, plutôt
que d'y exciter le moindre mouvement. C'est pourquoi la suppuration ne se fera point du tout, ou

du moins qu'imparfaitement ; &
le plus souvent la mortification
s'emparera de la partie dans un
pareil cas. C'est par cette raison
que les parties violemment contuses & meurtries ne suppurent que
difficilement , mais qu'elles sont
sujettes à tomber en gangréne ,
aussi-bien que les playes faites par
des armes à feu. C'est encore pour
cela que les parties qui ont été
rongées par des caustiques , ou
brûlées , soit par la gelée , soit par
le feu, ne suppurent point ; car l'action des corrosifs , ou du feu , ou
même du froid excessif réduit les
parties en un amas de vaisseaux
rompus , déchirés de toutes parts,
& mêlés confusément avec les liqueurs extravasées. Cette masse
informe qui est tout-à-fait morte ,
& qui tient aux parties vivantes ,
se desséche par la suite , & forme
une croute que les Grecs appellent *Escharre* , comme qui diroit

foyer. Mais comme il se trouve au dessous de l'*Escharre*, des vaisseaux déchirés, & d'autres qui sont entiers, & comme la partie recouverte par cet *Escharre* est encore en vie ; c'est cette partie qui en pareil cas a coutume de suppurer.

I V.

Mais quand bien même il n'y auroit pas un grand nombre de vaisseaux de rompus dans une partie blessée, comme nous allons le supposer dans tous les cas suivans ; cependant si ceux qui sont demeurés dans leur entier, sont distendus outre mesure par des fluides trop abondans, ou trop raréfiés ; il s'enfuit qu'il s'y formera des obstructions. Car leurs tuniques ainsi dilatées ne pourront point se rétablir dans leur état naturel ; par conséquent leur mouvement alternatif cessera, le cours des liqueurs sera intercepté, enfin ces vaisseaux

fe rompront entiérement tout-à-
coup, & cette rupture fera accompagnée d'un fentiment de brûlure ; l'action du principe vital fera,
pour ainfi dire, fuffoquée : d'où il
fuit qu'il ne fe fera point alors de
fuppuration ; mais il furviendra
plutôt mortification dans la partie. Ainfi toutes les fois que les
playes font fort enflammées, que les
parties font extrémement brûlan-
tes, comme dans les *Eryfipéles* très-
douloureux , dans certains *Char-*
bons , & que dans tous ces cas le
malade éprouve un fentiment vif
de brûlure , qui eft une marque
que le tiffu intime de la partie
fouffre dilacération ; l'on ne doit
point attendre alors de fuppuration , l'on doit plutôt appréhender la gangréne : c'eft par cette
raifon que les topiques trop actifs , comme les *véficatoires* , les
remédes âcres & fpiritueux , & autres
femblables , en enflammant quel-

quefois outre mesure les parties qui devoient suppurer , ou les bords des playes , les empêchent de venir à suppuration , ou l'arrêtent lorsqu'elle est commencée , & donnent lieu assez souvent à la mortification qui survient par la suite.

V.

Lorsque les vaisseaux sont trop vuides , ils battent à peine , ils sont dans l'inaction , ils ne fournissent aux vaisseaux rompus que très-peu de liqueurs : ainsi la cause efficiente de la suppuration est trop foible ; & ce qui doit servir de matiére au pus , est en trop petite quantité. C'est ainsi que les vaisseaux étant désemplis après une *hémorrhagie* fort abondante , la playe ne suppure point du tout, ou du moins la suppuration est lente à se faire : c'est ainsi que lorsque les blessés ont leurs forces épuisées , ils tombent souvent en défaillance. En un mot, toutes les fois que le cœur ne pousse le sang que foiblement dans la partie blessée, il n'arrive point ou peu de suppuration ; & souvent au contraire, elle s'arrête lorsqu'elle est déja commencée , & l'ulcére se desséche, la partie devient pâle ou livide, & quelquefois elle se gangréne. C'est ce que l'on observe dans les maladies malignes & contagieuses , mais surtout dans les pestilentielles , dans lesquelles il est souvent impossible de faire suppurer comme il faut les *Parotides*, les *Charbons*, les *Bubons* & les *Pustules*, pendant que ces tumeurs dégenérent en *gangréne* & en *sphacéle*, malgré tous les secours qu'on met alors en usage.

V I.

Lorsque les vaisseaux engorgés sont flasques , paralytiques , ou trop lâches , leurs oscillations cessent bien aisément ; car ils n'ont pas la force suffisante pour chasser en avant les fluides qu'ils contiennent, quelque petite que soit la quantité excédente qu'ils en ont reçue. Le principe vital languit donc alors dans la partie blessée ; d'où s'ensuit la mortification, ou une suppuration imparfaite. C'est ce qui arrive quelquefois dans certains sujets d'un tempérament délicat, & très-souvent dans les *Hydropiques*, les *Scorbutiques*, & autres semblables *Cachectiques*. De-là vient que les incisions, & encore plus les contusions dans les parties *œdémateuses*, sont à craindre, par rapport à la gangréne dont on est alors menacé, ou du moins, parcequ'il a coutume de survenir un ulcére difficile à guérir, comme Hippocrate en avertit, *Aphor. 8. de la section 6.* à cause de l'impossibilité qu'il y a de le mondifier & de le déterger. De-là vient encore que les parties paralytiques suppu-

rent

rent difficilement & avec lenteur ;
& que lorfque ces fortes de parties font bleffées, & furtout lorfqu'elles font contufes, l'on a grand
lieu d'appréhender la gangréne.

VII.

Si les vaiffeaux entiers font fort
deffechés, ils feront trop roides
pour fe prêter à l'effort des fluides,
qui feront pouffés dans leur cavité. C'eftpourquoi ils batteront
à peine, & ils ne feront pas capables de comprimer, de fecouer,
d'atténuer, de divifer, & de changer en pus par leurs ofcillations, les
liqueurs qui croupiffent dans les
vaiffeaux rompus. Ainfi ce fera un
obftacle à la fuppuration, qui en
fera tout-à-fait empêchée, ou qui
ne fe fera qu'imparfaitement. De-
là vient que les parties qui font
ufées par un travail continuel, fuppurent difficilement : de-là vient
que la fuppuration ne fe fait jamais comme il faut dans les vieil-

P

lards ; de même auſſi l'uſage trop
fréquent de topiques trop échauffans empê_he quelquefois ou retarde la formation du pus. Maïs
outre cela , dans des parties deſſéchées & endurcies de la ſorte, les
liqueurs ſont tellement dépouïl-
lées de leur ſéroſité & de leur
mucilage , que la matiére néceſſaire pour procurer de la fluidité
à la liqueur purulente , n'eſt pas
en quantité ſuffiſante.

VIII.

Lorſque les vaiſſeaux de la partie bleſſée ſont par leur reſſort naturel trop tendus , les liqueurs
qu'ils reçoivent , peuvent à peine
les dilater ; d'où il arrive que leurs
pulſations ſont à la vérité promtes & fréquentes , mais qu'elles ne
ſont point amples & fortes. De-là
la matiére renfermée dans les vaiſſeaux eſt foiblement comprimée
& agitée. De plus , la capacité des
vaiſſeaux étant retrécie par la

contraction fpafmodique de leurs tuniques., les liqueurs n'y paſſent qu'en très-petite quantité , & les vaiſſeaux rompus ne reçoivent que très-peu des fluides qui doivent fournir la matiére du pus. C'eſt-pourquoi les vaiſſeaux de la par-tie bleſſée étant dans un état tel que nous le dépeignons, la ſuppu-ration eſt peu abondante , & ſe fait très-difficilement. C'eſt pour cela que les playes fort doulou-reuſes & accompagnées de *ſpaſme* dans le tiſſu intime de la partie , ſuppurent peu, & ont très-ſouvent leurs lévres ſéches & arides : cela arrive aſſez ordinairement aux playes des parties extrémement nerveuſes , & douées d'un ſenti-ment exquis , auſſi-bien qu'après une application trop long - tems continuée de médicamens âcres & cauſtiques ſur la partie bleſſée ; comme lorſque la maſſe du ſang eſt trop âcre & dépouillée de ſes parties féreufes & vifqueufes ; & qu'outre cela elle n'eft pas en état de fournir la liqueur mucilagineufe néceffaire pour la formation du pus. C'eft encore par cette même raifon , que les playes accompagnées d'un *érysipéle* fuperficiel, & qui tranfpire des particules fort âcres , peuvent à peine être amenées à fuppuration , & demeurent féches opiniâtrément. Bien plus , lorfque la tenfion & le fpafme des vaiffeaux augmentent encore davantage, ils fe rompent & fe déchirent , de façon que la gangréne furvient , comme on l'obferve dans les *Charbons* qui font accompagnés d'un *éryfipéle* brûlant.

I X.

Tout ce qui occafionne une compreffion trop forte fur les vaiffeaux d'une partie , dans laquelle il eft arrivé folution de continuité , empêche la liberté du retour du fang vers le cœur. Par confé-

quent ces vaisseaux s'engorgeront
outre mesure : ou si leur compression augmente encore davantage ,
ils ne recevront pas suffisamment
de liquide ; & le peu qu'ils en recevront , ne circulera qu'avec lenteur. Ainsi dans l'un & l'autre cas
la pulsation des vaisseaux sera languissante ; ce qui empêchera tout-
à-fait la suppuration , ou la retardera dans son cours , & même
menacera la partie , de mortification. Dans le premier cas , le signe
de cette mortification sera la *cha-*
leur brûlante de la partie ; & dans
le second , le *froid* mortel de cette
même partie. (*Voyez articles* 4. *&*
5.) Ces mêmes inconvéniens ont
coutume d'arriver, lorsqu'il y a des
os de fracturés ou de luxés , qui
gênent les parties blessées , lorsque
l'on serre trop les bandes, les compresses , les lacs , les attelles , &
tout le reste de l'appareil ; & encore plus souvent , lorsque suivant

la coutume de quelques Chirurgiens, l'on remplit les *sinus* & les
anfractuosités des parties qui suppurent, de tentes & de charpies
que l'on y introduit avec force
pour les dilater.

X.

Si les fluides s'épaississent dans
la partie affectée, & qu'ils y soient
sans action, le mouvement vital
des vaisseaux languira, ou cessera
tout-à-fait ; & la matiére qui doit
être changée en pus dans les vaisseaux rompus, étant devenue fort
épaisse, opposera trop de résistance aux battemens des vaisseaux
sains, & les rendra inutiles ; d'où
s'en suivra une suppuration imparfaite. De-là vient que *l'air froid*
est si pernicieux aux parties qui
suppurent : de-là vient que les *répercussifs* appliqués mal-à-propos
arrêtent la suppuration. C'est ainsi
que certains *poisons* répandus dans
les playes les empêchent de sup-

purer, ou de continuer à le faire,
si elles ont commencé. C'eſtpourquoi ſi l'action des cauſes que nous
venons de rapporter, ou d'autres
ſemblables, eſt trop vive, elles produiront quelquefois la *gangréne*,
quelquefois un *ſchirre*; la *gangréne*, lorſqu'elles arrêtent tout-à-
coup le cours des humeurs; & le
ſchirre, lorſque leur action n'eſt
que ſucceſſive, & que dans le
tems qu'elles agiſſent, la plus grande partie des humeurs ſe porte
dans d'autres endroits.

XI.

Si le ſang qui arroſe les parties
endommagées, eſt dépouillé de ſa
ſéroſité & du mucilage que l'on
nomme ſon *baume*, à peine four-
nira-t-il aux vaiſſeaux rompus la
moindre matiére propre à ſe tranſ-
former en pus; & outre cela il ne
la fournira que lentement, à cauſe de ſon trop de conſiſtence. Ou
bien, ſi ſans avoir entiérement per-

du toute la férofité qui le tenoit
en état de fluidité, il manque cependant de ce mucilage mol &
ductile, & qu'il foit chargé d'une
grande quantité de particules dures, épaiffes & âcres, qui foient
libres & développées ; alors les
fibres des vaiffeaux n'étant plus
rendues fouples par ce mucilage,
deviendront néceffairement tendues & roides, & même quelquefois elles feront piquotées & irritées par le choc des parties âcres
contenues dans les humeurs ; &
elles entreront en une contraction
fpafmodique, accompagnée de
chaleur : & ce fera alors le même
cas que celui des *articles* 7. *&* 8.
Par conféquent la fuppuration fera
lente & peu abondante dans toutes les conftitutions de fang dont
nous venons de parler. C'eft ce qui
fait que dans ceux qui ont fait un
trop grand ufage *d'Aromats*, &
d'autres chofes femblables, leurs

playes, lorfqu'ils viennent à être bleffés, fuppurent peu & lentement. C'eft ce qui fait que l'on obferve que les playes des perfonnes *etiques* font peu humides.

XII.

Si le fang eft dénué de ces parties fpiritueufes, & de ce mucilage qui devroit être diftribué également dans toute fa maffe, en quelque bon état que foient fes autres principes, le tiffu des parties folides n'aura quafi point de reffort, & le fang ne fe diftribuera pas uniformement dans les vaiffeaux, comme cela devroit être : il fera vifqueux ; & les différentes parties qui le conftituent, ne feront point éxactement mêlées les unes avec les autres : enforte que dans un endroit elles feront groffiéres, trop vifqueufes, tenaces & difficiles à divifer ; dans un autre ce ne fera que la férofité, qui féparée du refte, fera très-fluide :

P v

ailleurs elles feront dures , & auront trop de volume ; fçavoir, celles qui feront chargées de fels , &
celles qui feront lixivielles : & tant
les unes que les autres ne feront
plus enveloppées & adoucies par
un mucilage doux & balfamique.
En un mot, l'union des particules
conftituantes du fang , fi néceffaire
pour le rendre capable d'entretenir la vie , fera prefque détruite ,
& toutes les humeurs feront fort
difpofées à entrer promtement en
putréfaction ; & alors l'on ne doit
s'attendre qu'à voir la fuppuration
languir , & même l'on a fort lieu
d'appréhender la mortification des
parties. C'eft ce que nous obfer-
vons dans la pratique , lorfqu'a-
près des fiévres malignes ou putri-
des qui ont duré long-tems , ou
qui ont eu des récidives , & qui
n'ont été jugées qu'imparfaitement , le fang eft devenu tout-à-
fait vappide , furtout lorfque cela

est arrivé en conséquence de *purgatifs* & d'*emétiques* trop violens
dont on aura fait faire un usage
répeté dans ces sortes de fiévres,
soit par ignorance , soit par une
nécessité fatale , pour prévenir les
fâcheuses suites de ces maladies.
C'est pour cette raison que ces sortes de maladies se terminent ainsi,
principalement dans les vieillards,
parceque leur sang est déja appauvri : quelquefois même le sang est
si corrompu dans les sujets d'un
âge avancé , tant par la vieillesse,
que par les fautes qu'ils ont com-
mises contre l'usage des six choses
non naturelles pendant le cours
d'une longue vie , sans qu'ils ayent
souffert pour cela aucune maladie,
que pour peu que quelques-unes
de leurs parties viennent à être
blessées ou comprimées , elles suppurent avec lenteur , ou tombent
presqu'aussitôt en mortification.
Bien plus , la gangréne survient

quelquefois d'elle-même dans ces
sortes de sujets, & sans avoir été
occasionnée par quelque cause
extérieure.

COROLLAIRES.

I.

Il n'arrivera jamais de suppuration dans des parties qui ont souffert solution de continuité, ou
cette suppuration languit, à moins
que le passage des liqueurs par les
petits vaisseaux de cette partie ne
devienne difficile, & que ces vaisseaux ne soient engorgés en quelque sorte.

II.

Mais il ne suffit pas que les vaisseaux sanguins & autres, qui leur
sont entremêlés, soient obstrués;
il faut encore, pour que la suppuration se fasse comme il faut, que
les oscillations des vaisseaux qui
sont demeurés dans leur entier,
soient assez fortes pour vaincre la

réſiſtance de ceux qui ſont rompus , & qui ſont engorgés de fluides qui n'ont aucune action. Car toutes les fois que la réſiſtance des vaiſſeaux rompus & engorgés ſera plus forte que les battemens des vaiſſeaux ſains , la ſuppuration languira ; ou ſi cette réſiſtance augmente encore davantage , la partie tombera en mortification. L'on peut regarder la mortification dans les parties diviſées comme une ſuppuration ſuffoquée. Et de même que la ſuppuration eſt un ſigne certain que la vie ſubſiſte dans la partie ; de même lorſqu'elle ne peut pas ſe faire, c'eſt une marque que la partie eſt morte.

III.

C'eſtpourquoi dans le cas de la Propoſition premiére , les empêchemens de la ſuppuration peuvent ſe rapporter tous à la trop grande réſiſtance qu'offre la matiére qui doit ſe changer en pus dans les vaisseaux rompus, & à l'insuffisance de la pulsation des vaisseaux entiers ; & ainsi les causes éloignées qui empêchent la suppuration, qui la font languir, ou qui l'arrêtent dans son cours, ne le font qu'en occasionnant l'un ou l'autre de ces deux inconvéniens.

I V.

Encore un autre obstacle de la suppuration ; c'est la lenteur avec laquelle les fluides se portent, tant dans les vaisseaux entiers que dans ceux qui sont rompus, & la petite quantité des liqueurs qui doivent se changer en pus.

V.

Comme les parties divisées, & qui sont remplies de fluides, doivent s'en dégorger par le moyen de la suppuration, avant qu'elles soient en état de se consolider ; enforte que la suppuration étant réellement un effort que fait la Nature, pour délivrer la partie

malade de tout ce qui pourroit lui
être à charge dans tous les cas de
la suppuration, dont nous avons
fait ci - dessus l'énumération : il
s'ensuit que la réunion des parties
divisées se fera lentement, & même qu'il ne se formera point du
tout de cicatrice, tant que la suppuration languira, ou ne se fera
point. Ainsi, tant que la cause efficiente de la suppuration n'a point
d'action dans les lévres des playes
qui sont dures, séches, & disposées à se gangréner, les parties
paroissent toujours ouvertes, déchirées, & défigurées par des lévres calleuses, ou arides, ou mollasses, & comme pourries, ou
recouvertes d'une croute.

II. PROPOSITION.

Exposer *pourquoi la suppuration des Parties molles varie dans ses commencemens & dans son progrès.*

Quoique l'on observe constamment dans toutes les suppurations certains phœnoménes essentiels, sçavoir, dans les commencemens une tumeur que l'on n'avoit point coutume de remarquer dans la substance de la partie qui doit suppurer, tumeur qui est accompagnée de chaleur, de rougeur, de douleur ; & ensuite un épanchement de la liqueur purulente, qui est enfin suivi de la production de nouvelles chairs : cependant, il est si commun d'observer dans la pratique de la Médecine-Chirurgicale des variétés dans les symptômes qui précédent & qui accompagnent la formation du pus, dans la qualité même du pus , & dans la génération des chairs , laquelle ne fe fait quelquefois point du tout , qu'il ne peut être certaine- ment que très-utile de rechercher quelles peuvent être les caufes de ces variations & de ces *anomalies* ; afin que l'on puiffe dorénavant établir des fignes prognoftiques plus certains au fujet des playes , des ulcéres , & des tumeurs ; & apporter des fecours fûrs & effi- caces aux parties qui fuppurent.

Nous n'entreprenons cependant pas de faire l'énumération de tou- tes les variétés & anomalies de la fuppuration qui fe préfentent dans la pratique, & encore moins d'en rechercher les œuvres : notre def- fein eft de nous borner dans cet Effai*, à examiner les principales de ces différences , & celles auf- quelles toutes les autres peuvent être apportées comme fous autant

de chefs. La différence de la conftitution naturelle de chaque partie , les qualités contre nature de
la maffe du fang , l'altération des
folides & des fluides , de la partie
même qui fuppure , la maniére
dont les parties font divifées , la
méthode de panfer les parties qui
fuppurent ; voilà quelles font les
caufes principales pour lefquelles
la fuppuration varie , tant dans
fes commencemens, que dans fon
cours.

Nous avons déja expliqué pourquoi la fuppuration ne fe fait quelquefois qu'avec peine , ou point du
tout ; & même pourquoi, lorfque
le pus a commencé à paroître , il
s'arrête tout-à-coup ou ne coule
plus que lentement. Nous avons
fait voir que cela n'arrivoit ainfi
que par l'impuiffance ou la foibleffe, & l'accablement de la Nature :
il s'agit préfentement d'éxaminer
les *Erremens* de cette même Natu-

re (*pour parler le langage des Patho-*
logiftes) ; c'eft ce que nous ferons,
après avoir montré qu'elle varie
fon travail, fuivant la différente
conftitution particuliére aux parties qui fuppurent. Car en quelque
bon état que foient les parties du
corps humain, elles ne fuppurent
pas toutes de la même maniére;
& le pus qu'elles fourniffent, n'eft
pas en toutes de la même qualité.
Et de même qu'elles différent entre elles par les vaiffeaux qui les
compofent, & les liqueurs qui s'y
diftribuent ; de même auffi c'eft
une néceffité, qu'elles offrent des
différences dans la fuppuration qui
leur arrive.

I.

C eftpourquoi les parties charnues, telles que font les mufcles,
la peau , & autres femblables ,
étant tendres, délicates, & arrofées d'une grande quantité de fang
& de lymphe, laiffent couler aife-

ment une liqueur mucilagineuse
médiocrement épaiſſe, & douce
au toucher, ſans avoir ſouffert aucuns accidens fâcheux dans le
tems de leur inflammation, pendant que d'un côté les extrémités
des vaiſſeaux rompus ſe réduiſent
promtement en une maſſe blanchâtre & mollaſſe. Ainſi, lorſque
ces ſortes de parties ſont diviſées
& obſtruées, elles ne tardent guéres à ſuppurer, elles le font facilement; & le pus qu'elles fourniſſent, eſt en une quantité convenable : il eſt médiocrement épais,
d'une bonne qualité; il eſt blanchâtre, bien coulant, ſans aucune
odeur; enfin il a toutes les qualités d'un pus louable; & ſi rien ne
s'oppoſe alors à ſa ſortie, des chairs
bien conditionnées végétent aſſez
promtement auſſitôt que la partie
eſt bien mondifiée, & il ſe forme
une cicatrice auſſi parfaite qu'on
puiſſe la ſouhaiter.

II.

Il n'en est pas de même des parties tendineuses , qui étant naturellement fort tendues , & tissues d'une grande quantité de fibres nerveuses , deviennent extrémement douloureuses dans le tems de leur suppuration ; ce qui produit des *veilles* incommodes , une *fiévre* violente avec toutes ses suites, des *spasmes* dans différentes parties , des *tensions* extraordinaires dans les fibres nerveuses des parties voisines de celle qui est affligée , l'*arrêt* d'un sang qui est fort bouillant dans les extrémités capillaires des vaisseaux ; & par une suite nécessaire , des *inflammations* fort grandes & fort étendues dans tous les environs ; lesquelles se terminent souvent en gangréne , lorsque la distension des vaisseaux est poussée à l'excès. (*Voyez art.* 4. *Proposition premiére*). Ainsi , comme les vaisseaux qui entrent dans la com-

position des tendons, font naturellement fort tendus, & qu'ils le
deviennent encore davantage par
la violence de la douleur ; & de
plus, comme ces vaisseaux font
ferrés fort près les uns des autres,
& qu'ils font arrofés de peu de
fang, lequel est cependant la principale matiére du véritable pus ;
les parties tendineufes ne fuppureront donc que très-difficilement;
(*Voyez art. 2. & 8. de la Proposition*
premiére.) & le pus qui en coulera,
ne fera ni fi épais, ni fi blanc, ni
comme l'on dit, auffi cuit que celui qui fe forme dans des parties
charnues : au contraire il fera plus
tenu, cependant tenace & vifqueux, comme étant le produit
d'un fuc lymphatique qui est la
liqueur dont les tendons font principalement arrofés.

Non-feulement les tendons font
fujets à de fâcheufes fuppurations,
mais encore la mondification de

ces sortes de parties est fort longue & ennuyeuse ; ce qui vient de
ce qu'ayant peu de vaisseaux sanguins , & ne recevant que de la
lymphe qui coule très-lentement ,
la force qu'ils ont pour chasser le
pus en dehors, est trop foible. (*Voyez*
article 2. *de la Proposition premiére.*)
Ajoutez à cela , que plusieurs des
fibres élémentaires de la surface
blessée du tendon que la douleur
avoit extrémement distendues &
déchirées dans leur tissu , venant à
se dessécher dans le tems de la
mondification , lorsque tous les accidens de la suppuration sont ap-
paisés , doivent être détachées insensiblement d'avec celles qui sont
entiéres , par les pulsations réité-
rées de ces derniéres , & être poussées dehors sous la forme de petites lames ; (*ouvrage que l'on appelle*
Exfoliation du tendon , & *qui deman-*
de beaucoup de tems.) afin que la
substance du tendon, qui est placée

deſſous, & qui eſt vivante, puiſſe produire des chairs d'une eſpéce particuliére, propres à former la cicatrice.

I I I.

Les parties membraneuſes qui ſont fort tendues & garnies d'une grande quantité de nerfs, telles que ſont les membranes communes & propres des muſcles, le Périoſte, &c. font reſſentir des douleurs atroces dans le tems qu'elles ſont prêtes à ſuppurer : d'où il arrive que l'on remarque alors tous les ſymptômes dont nous venons de faire mention. Mais quelle eſt la cauſe des douleurs ſi aigües, & des diſtenſions ſi fortes & ſi irréguliéres qui ſurviennent aux parties nerveuſes, & qui excitent des veilles, des ſpaſmes, & des inflammations, lorſqu'il y a quelque nerf de piqué ou de déchiré, ſans cependant être entiérement coupé ? Certainement tous ces accidens

ne

ne font produits, que parceque les
nerfs étant compofés de plufieurs
faifceaux de fibres unies enfemble
par d'autres petites fibrilles membraneufes qui les traverfent, il ne
peut pas fe faire que quelques-uns
de ces faifceaux foient coupés, fans
qu'en fe retirant fur eux-mêmes,
(*comme c'eft le propre de toutes les
fibres du corps vivant*) ils ne tiraillent par le moyen de ces fibrilles
tranfverfales les faifceaux qui n'ont
fouffert aucune léfion , qu'ils ne
les diftendent, & ne les gênent :
d'où s'en fuivent tous ces terribles
fymptômes qui affectent le genre
nerveux , & qui s'appaifent auffitôt que le nerf bleffé eft entiérement coupé ; parcequ'alors il ne
refte plus aucune fibre nerveufe qui
puiffe être diftendue & tiraillée. Il
en eft de même des picquûres des
tendons. Il fuit donc de tout cela
que les fuppurations dans les parties nerveufes font difficiles & fâ-

Q

cheufes. Le pus qui fe forme dans ces fortes de parties, eft en petite quantité, quelquefois fluide & blanchâtre, d'autres fois brun, rougeâtre, aqueux, reffemblant à de la fanie ; en un mot, tel que le comporte la nature des parties en queftion, qui font arrofées d'une petite quantité d'un fang très-fluide & qui s'épanche aifément, mais qui reçoivent en récompenfe un fuc lymphatique très-fin & très-atténué. Mais lorfque la fuppuration fe fait principalement dans les troncs de nerfs, l'efpéce de pus qui en découle eft vifqueux, & tient plus de la nature de la lymphe, que du véritable pus ; & c'eft ce que l'on nomme de l'*Ichorofité*. Mais auffitôt que les parties nerveufes ont ceffé de fuppurer, elles font humectées pendant fort long-tems par une humeur lymphatique fort tenue qu'elles fuintent continuellement, & qui ramolliffant les grains charnus qui végétent, & qui font très-délicats , & pro-portionnés au tiffu des parties qui les produifent , retardent la confo-lidation des parties defunies.

I V.

Les mêmes fymptômes dont nous avons parlé jufqu'ici , précé-dent auffi la fuppuration des par-ties ligamenteufes , & autres qui environnent les articulations : car ces fortes de parties font pour la plûpart très-fenfibles , & fufcepti-bles de douleurs très-aigües. Mais comme ces mêmes parties ne re-çoivent que peu de fang, (*Voyez article 2. Propofition premiére*) elles fuppurent affez lentement ; & le pus qu'elles fourniffent, eft inégal, par rapport au fuc lymphatique épais qui eft mêlé avec , & qui diftille continuellement des liga-mens, des guaines des tendons , & du Périchondre : l'on donne à ce fuc le nom barbare de *Synovie,* d'après Paracelse. L'opiniatreté avec laquelle il s'épanche sans discontinuer des parties dont nous parlons, nuit beaucoup à leur mondification, & rend ces sortes d'ulcéres difficiles & ennuyeux à guérir. C'est pourquoi l'on ne doit en pareil cas s'attendre à voir la cicatrice que fort tard.

V.

Les parties graisseuses, comme l'Epiploon, la membrane qui est placée entre la peau & la graisse, & qui renferme cette derniére & autres parties semblables, ne suppurent qu'avec lenteur & difficulté ; & le pus qui en sort, est gluant & visqueux, & ces mêmes parties tombent aisément en *gangréne*. La raison en est, que ces sortes de parties abondent en vaisseaux mols, flasques, vésiculaires, remplis d'une liqueur épaisse, grasse, & qui circule lentement ; lesquels gênent & accablent considérablement par leur volume les vaisseaux sanguins, tant ceux qui sont rompus, que ceux qui sont demeurés dans leur entier, & qui se rencontrent en très-petite quantité dans le tissu des membranes adipeuses : d'où s'ensuit la mortification de la partie, (*suivant le Corol. 2. Proposition premiére,*) ou à peine entretiennent-ils la vie dans la partie. C'est pourquoi ils ne peuvent former qu'un pus épais & visqueux, qui sera composé pour la plus grande partie d'une matiére grasse & onctueuse. C'est pour toutes ces raisons que les gangrénes qui surviennent sur l'habitude du corps, ont leur siége principal dans la membrane graisseuse : c'est encore pour ces mêmes raisons que les suppurations des testicules sont fâcheuses & ennuyeuses, & que ces mêmes parties se gangrénent souvent, surtout lorsqu'elles ont été meurtries. C'est ainsi que le cer-

veau , dont la substance est fort
délicate , & arrosée par le suc nerveux qui circule fort lentement,
peut à peine entrer en suppuration , & qu'il se corrompt promtement & très-aisément. Mais lorsque des parties mollasses & délicates , telles que toutes celles dont
nous venons de parler , ont suppuré , & qu'elles poussent de nouvelles chairs ; ces chairs sont aussi
mollasses & flasques , & souvent
elles végétent trop promtement ;
parceque les vaisseaux qui les composent , étant naturellement fort
mols , & ayant été encore dilatés
& affoiblis par le travail qu'ils ont
souffert dans la suppuration , se
prêtent aux fluides qui abordent
dans leur cavité , & s'en laissent
dilater aisément outre mesure.
De-là viennent les chairs bouffies,
molles , flasques , insensibles , aufquelles on donne le nom de *chairs
fongueuses* , & qui ne sont point du

tout propres à former une cicatrice ferme & solide.

V I.

Comme les glandes lymphatiques que l'on appelle *conglobées*,
d'après Malpighi, font compofées,
pour la plus grande partie, de vaiffeaux lymphatiques repliés & con-
tournés fur eux-mêmes, & qu'il
entre peu de vaiffeaux fanguins
dans leur tiffu, elles ne fuppurent
qu'avec lenteur. (*Voyez art. 2. Propofition premiére.*) C'eftpourquoi
elles font fujettes à s'endurcir & à
devenir fchirreufes, tant à caufe
de l'inaction des vaiffeaux qui les
compofent, que par rapport à la
grande quantité de lymphe fort
fufceptible de concrétion, qui les
arrofe. D'où il arrive que le pus
qui en découle, ne le fait très-
fouvent qu'avec beaucoup de difficulté, & qu'il eft fort épais, &
que la fuppuration s'arrête aifément par l'endurciffement qui fur-

vient aux lévres de l'ulcére. Ces parties étant ainsi obstruées , les vaisseaux ne peuvent pas s'étendre & s'allonger , & les chairs ne sçauroient végéter ; mais la partie , après avoir suppuré , demeure ulcérée avec des bords durs & calleux. Mais si la dureté de ces bords n'est pas portée au dernier dégré , l'allongement des vaisseaux & la végétation des chairs ne se fera que lentement & difficilement. En un mot, ces sortes de parties glanduleuses ne se cicatriseront que très-tard. Enfin, si l'obstruction est peu considérable , les vaisseaux ne laisseront cependant pas que de se gonfler extraordinairement dans les lévres de l'ulcére , par rapport à la difficulté que la lymphe qui aborde dans ces parties , éprouve pour en revenir : ils s'allongeront beaucoup , & produiront des chairs trop prominentes , inégales , peu propres à former une cicatrice.

Les chofes fe paffent à peu près de même dans les glandes *falivales*, & autres de même nature, qui abondent en fucs lymphatiques plus ou moins indolens, vifqueux, & pouffés languiffamment dans leurs vaiffeaux.

La même chofe arrive aux glandes *inguinales*, lorfqu'elles fuppurent, auffi-bien qu'aux glandes *axillaires*, à celles du *Méfentére*, du *Poulmon*, & à toutes les glandes *lymphatiques*, & autres à peu près femblables, comme aux *Parotides*, aux *Amygdales*, &c.

Il faut éxaminer préfentement quelles font les variétés que le fang, cette liqueur qui renferme toutes les autres dans fon fein, peut apporter à l'ouvrage de la fuppuration, foit dans la maniére dont elle commence, foit dans fon cours. Car de même que le fang eft la matiére principale qui compofe le véritable pus ; de même aussi est-il l'agent principal qui détermine la cause efficiente de la suppuration. Car suivant qu'il est, par sa qualité particuliere, différemment disposé à couler dans les vaisseaux, ceux-ci battent différemment dans la partie qui doit suppurer, ou qui est actuellement en suppuration ; & pareillement, lorsqu'il est changé en pus, il conserve des qualités différentes & analogues à celles qu'il avoit étant encore sang.

V I I.

Dans un sang bien constitué, les globules rouges & les fibres mucilagineuses font en une quantité convenable, & ils nagent dans une sérosité un peu gluante, étant adhérans les uns aux autres, autant qu'il le faut. Ainsi le fluide qui résulte d'un pareil mélange, est épais, égal, & d'une bonne qualité. Il ne distend les vaisseaux ni trop, ni trop peu, & ne résiste à

l'effort qu'ils font pour le faire circuler, qu'autant que cela est nécessaire pour entretenir leurs oscillations. Lors donc qu'il arrivera
suppuration, les vaisseaux entiers
batteront fortement; & le pus qui
sera formé du débris des globules
rouges dans les vaisseaux rompus
mêlés intimement, & corporifiés
avec les fibres mucilagineuses &
féreuses de l'humeur lymphatique
qui leur sert de véhicule, s'écou-
lera abondamment, & sera épais,
égal, sans odeur, très-pur, & tout-
à-fait louable. La cause efficiente
de la suppuration continuant toujours d'agir avec vigueur, produira la mondification de la partie
divisée; & les vaisseaux sains, tant
sanguins que nevro-lymphatiques,
s'allongeront ensuite, & végéte-
ront également, étant très-serrés
les uns contre les autres, très-fer-
mes, & se soutenant mutuellement: d'où résulteront des grains

charnus très-vermeils & robustes,
qui en s'entrelassant les uns dans
les autres, formeront une bonne
cicatrice.

VIII.

Lorsque le sang est dissout, les
globules rouges sont composés d'un
plus petit nombre d'autres petits
globules réunis ensemble, & les
fibres mucilagineuses sont divisées
en de très-petits floccons : c'estpourquoi toutes ces particules trop
dégagées les unes des autres, &
entraînées çà & là par la sérosité,
s'échappent de côté & d'autre ; &
n'étant pas assez gluantes, mais
au contraire trop disposées à s'é-
couler, à peine résistent-elles à la
force systaltique des vaisseaux.
Ainsi les tuniques de ceux-ci étant
peu distendues par un pareil sang,
se contractent peu ; & par conséquent les oscillations des vaisseaux
étant petites & languissantes, la
cause efficiente de la suppuration

n'agit que foiblement. Outre cela, un fang ainfi conftitué s'échappe aifément par les ouvertures des vaiffeaux rompus, & ne féjourne pas affez dans leurs extrémités, pour pouvoir s'y épaiffir par le défaut du mouvement vital, & pour pouvoir être enfuite réduit en une bouillie purulente par les pulfations des vaiffeaux fains. Quelquefois même, quelques globules rouges ou jaunes fortent aifément des extrémités des vaiffeaux rompus, à caufe de leur petiteffe & de leur dégagement d'avec les autres parties du fang, & fe mêlent dans leur entier avec le pus, fans avoir été divifés & écharpis par l'action des vaiffeaux, & par conféquent fans avoir perdu leur couleur qu'ils communiquent au pus. C'eft pour ces raifons que lorfque le fang eft conftitué, comme nous venons de le dire, le pus qui fort des playes, n'eft point travaillé, mais très-

fluide, inégal, & souvent semblable à de la sanie ; & que les chairs
qui croissent ensuite, sont tendres,
rougeâtres, faciles à déchirer & à
saigner, composées principalement
de vaisseaux sanguins fort extensi-
bles , remplis d'un sang très-fluide, coulant, & manquant de soutien de la part des vaisseaux nevro-lymphatiques ; parceque ceux-
ci manquent eux-mêmes d'une
lymphe assez épaisse pour leur procurer de la fermeté & du soutien :
de-là vient enfin la mollesse & le
peu de solidité des cicatrices qui
surviennent à ces playes.

I X.

Un sang grossier & visqueux, est
composé de plusieurs globules fort
grossiers, ramassés dans des masses
qui ont beaucoup de volume. Les
parties fibreuses qu'il contient, sont
pareillement grosses & trop unies,
tant entr'elles , qu'avec les globules rouges. Et toutes ces sortes

de parties embarraffent plutôt la férofité du fang , & la tiennent à l'etroit dans leurs interftices, qu'elles ne nagent elles-mêmes dedans comme elles devroient le faire : d'où il réfulte un fluide qui diftend les vaiffeaux avec force, par rapport à la difficulté qu'il a à couler, & à fe laiffer divifer en petites parcelles. De plus , un fang ainfi conftitué ne s'épanche qu'avec peine des vaiffeaux rompus , il s'y arrête , & s'y épaiffit confidérablement : mais enfin il eft fecoué par les pulfations fortes & répetées des vaiffeaux fains ; & après avoir ainfi été converti en une liqueur purulente, gluante, & épaiffe , néanmoins bien travaillée , & pour ainfi dire cuite , il eft exprimé par ces mêmes pulfations. La mondification de l'ulcére eft alors à la vérité plus longue à fe faire , & les chairs ne végétent enfuite que lentement ; mais elles font fermes , comme étant le produit de vaisseaux sanguins & nevro-lymphatiques, forts & élastiques , & remplis d'un sang & d'une lymphe gluante & visqueuse : ce qui forme des cicatrices dures & fermes, mais un peu boursoufflées dans le commencement.

X.

Dans le sang des Cachectiques la partie rouge est en petite quantité , & il s'y rencontre çà & là des amas de globules réunis plusieurs ensemble ; mais en récompense la partie fibreuse est en grande abondance , elle est fort épaisse, & occupe peu de volume, étant, pour ainsi dire, contractée sur elle-même. Ces deux sortes de parties nagent dans une grande quantité de sérosité , & y sont comme perdues. La facilité que la sérosité d'un pareil sang trouve à s'échapper , & la mollesse qu'elle communique aux fibres , rendent les oscillations des vaiſſeaux foibles & languiſſantes ; à quoi contribuent encore les parties groſſiéres , qui trouvant des obſtacles à ſe faire jour dans différentes parties , y cauſent des obſtructions & des embarras. Outre cela , un ſang ainſi conſtitué venant à s'arrêter dans les vaiſſeaux rompus , n'y demeure pas éxactement mêlé dans toutes ces parties ; car la ſéroſité s'en ſépare aiſément & s'écoule : au lieu que les parties plus épaiſſes , & qui ont de la conſiſtance , étant compoſées du mélange de pluſieurs globules & d'une grande quantité de floccons de partie fibreuſe , demeurent obſtinément engagées dans ces vaiſſeaux , ſans pouvoir être atténuées par la pulſation languiſſante des vaiſſeaux ſains , & ſans pouvoir être exprimées que de tems à autre. D'où il arrive que la ſuppuration languit *(Voyez article 6. Propoſition premiere)*

& que le pus qui se forme, n'est pas d'une consistance égale, mais qu'il est en partie séreux & fluide, en partie épais & rempli de grumeaux. L'ulcére ne se déterge pareillement qu'avec peine, & les chairs qui poussent ensuite, sont molles, flasques, inégales, pâles, étant produites par l'allongement de petits vaisseaux, dont les uns sont remplis d'un sang peu actif, peu éclatant en couleur, mais abondant en sérosité, & chargé inégalement de quelques particules grossiéres & d'une lymphe de même nature. Les autres sont obstruées ; d'autres enfin sont tout-à-fait libres & faciles à s'étendre, à cause de leur mollesse : ce qui rend la formation des cicatrices impossible, ou n'en forme que d'imparfaites & sans soutien, & qui demandent un long espace de tems pour se faire.

X I.

Dans les différentes efpéces de Cacochymie , les molécules formées par l'affemblage des globules font pour l'ordinaire mal conftituées, & nagent çà & là , les unes plus groffes , les autres plus petites ; n'étant pas compofées feulement , comme cela devroit être, d'un mucilage doux & réduit en petits globules , mais encore de particules falines dures & fort groffiéres. De plus , il nage parmi elles des parties fibreufes d'inégale groffeur , & de différente confiftence , chargées abondamment de parties falines de différente nature. Tout ce mélange a pour véhicule une férofité plus ou moins faline, fuivant les différens cas ; étant quelquefois tout - à - fait fluide , d'autrefois faline & vifqueufe. Or dans ces fortes de conftitutions du fang , ou fon mouvement circulaire eft rallenti , & les ofcillations des vaisseaux languissantes : ou même quelquefois le mouvement du sang à travers certains vaisseaux, devient trop rapide dans le même tems qu'il passe difficilement par quelques vaisseaux capillaires ; sçavoir, lorsqu'il y a un peu de fiévre, & que les petits vaisseaux font alors fort irrités, tendus & gênés. C'est pour toutes ces raisons que la suppuration languit dans les sujets cacochymes, (*Voyez articles* I I. *&* I 2. *Propos.* I. *&* I O. *Proposition préf.*) & que la liqueur purulente est mal préparée & d'une consistence inégale, ou que le pus qui s'écoule des bords de l'ulcére, a différentes mauvaises qualités ; sçavoir, qu'il est fœtide, de diverses couleurs, comme jaune, verd, &c. qu'il est plus ou moins âcre, qu'il irrite différemment les lévres de l'ulcére, & qu'il les ronge & les détruit quelquefois. Outre cela, ces sortes de liqueurs purulentes font

d'une confiſtence inégale : enſorte
que dans une partie elles paroiſſent ſous la forme d'une ſanie épaiſſe ; dans un autre endroit, ſous celle
d'un fluide âcre , & qui corrode
la ſubſtance de la partie. Là les
bords de l'ulcére ſont durs , calleux , inégaux ; ſçavoir, lorſqu'il y
a des conduits nevro-lymphatiques d'embarraſſés par des molécules groſſiéres : là les chairs ſont
mollaſſes , & excédent le niveau
de la partie , lorſqu'une lymphe
ſaline trop aqueuſe a pénetré bien
avant dans les vaiſſeaux nevro-
lymphatiques. Toutes ces différences feront donc paroître les ulcéres mal-propres , fœtides , vermi-
neux , carcinomateux , malins ,
d'un mauvais caractére , remplis
d'une humeur virulente plutôt que
purulente , en un mot , horribles à
voir. De pareils ulcéres ne peuvent guéres produire des chairs
louables ; car la mondification qui

doit précéder cette végétation des chairs, ne peut se faire que difficilement, & quelquefois point du tout (*comme nous le ferons voir plus en détail, en parlant de la suppuration du Cancer*). Mais, comme nous l'avons déja remarqué, les chairs qui s'engendreront, seront très-dures dans un endroit, plus molles dans un autre, mêlées de sanie, mal-propres, & resteront opiniatrément telles au dèshonneur de la Médecine & de la Chirurgie, sans pouvoir se cicatriser, ou du moins le faire solidement & sans crainte de rupture.

XII.

Le sang des Scorbutiques est dépouillé, tant de ses parties actives, que du mucilage, qui étant distribué également dans toute sa masse, produisoit un mélange & une union uniforme des autres parties: les globules d'un pareil sang forment des masses serrées & com-

pactes , & nagent dans une férofité trop chargée de fels & de parties fibreufes extrémement groffiéres. Le mouvement vital des
vaiffeaux entiers des parties bleffées de ces fortes de fujets eft lan-
guiffant ; parceque le mucilage
n'étant pas étendu également partout , ces vaiffeaux ne font pas
tendus uniformement dans toute
leur longueur; mais qu'ils font plutôt obftrués par des molécules
groffiéres, & relâchés par la férofité qui s'eft féparée des autres
parties. La fuppuration ne fe fera
donc pas comme il faut dans les
Scorbutiques (*Voyez art.* 1 o. *Propofition premiére*); & les vaiffeaux
rompus laifferont écouler un pus
épais , inégal , faumuré , & facile
à corrompre par fon féjour. Mais
comme il fe rompt enfin quelqu'un
des vaiffeaux fains qui font engorgés de globules noirs & compac-
tes , & de particules fibreufes fort

salées qui circulent difficilement, il se répandra de tems en tems à la surface de l'ulcére une sanie noire, salée, & semblable à de la lie, qui s'empuantira par son séjour & par la corruption qu'elle contractera. De-là vient que le pus des Scorbutiques est inégal, semblable à de la sanie, fœtide & cadavéreux. Au reste, les vaisseaux sanguins qui sont dans les bords de l'ulcére & qui sont remplis d'un sang noir, & les vaisseaux nevro-lymphatiques qui sont pleins d'une lymphe visqueuse & salée, produiront des chairs bouffies & très-aisées à rompre. C'est-pourquoi les ulcéres paroîtront alors livides, pourris, deviendront rougeâtres & d'une odeur très-désagréable.

Mais si ces chairs bouffies viennent à se rompre, il en repoussera sur le champ de nouvelles, molles, & fongueuses ; parceque les

vaisseaux

vaiſſeaux des bords de l'ulcére
ſont toujours chargés de quantité
de molécules groſſiéres, & continuellement ramollis par une ſéroſité ſaline ; ce qui les rend faciles
à s'étendre, à ſe gonfler, & à ſe
déchirer facilement de nouveau,
auſſi-bien qu'à répandre aiſément
de la ſanie, c'eſt-à-dire, des globules d'un rouge-noir, détrempés
par une lymphe chargée de ſels.
De-là vient que les bords de l'ulcére demeureront opiniatrément
humides, & ne pourront ſe déterger que difficilement. Ainſi, il ne
ſe formera point du tout de cicatrice, ou elle ſe fera lentement &
difficilement, & ſera molle & aiſée
à détruire.

XIII.

Comme le ſang des *Vérolés* eſt
conſtitué de façon qu'il abonde
en concrétions lymphatiques fort
tenues, mais extrémement dures,
leſquelles paſſent par les plus petits

vaiſſeaux ſanguins , mais ne peuvent pas s'inſinuer avec la même facilité dans d'autres vaiſſeaux encore plus petits , tels que ſont les vaiſſeaux ſecrétoires , & ſurtout les nevro-lymphatiques des parties molles & les vaiſſeaux propres des os ; & qu'ils produiſent dans ces petits vaiſſeaux des obſtructions qui ſont les cauſes de tous les ſymptômes de la vérole, & qui ne peuvent ſe détruire que par un ſeul & unique moyen , mais en même tems très-efficace ; il s'enſuit que lorſqu'il arrivera dans de pareils ſujets des ſuppurations (*en conféquence de la rupture ou de l'engorgement qui ſera arrivé dans une partie bien nourrie, à des vaiſſeaux ſanguins ou autres*) , elles commenceront avec la même vigueur , & continueront de même qu'elles le feroient dans des ſujets fort ſains ; parceque les concrétions vénériennes n'apportent pas elles-mê-

mes aucun obstacle à l'activité du
sang & des pulsations des vaisseaux sanguins, & par conséquent
n'affoiblissent & n'altèrent en rien
la cause efficiente de la suppuration. Mais lorsque ces sortes de
suppurations auront duré quelque
tems, & que tous les petits vaisseaux de la partie divisée auront
été affoiblis par la difficulté que
les fluides trouvent à s'y faire passage, les vaisseaux sanguins pourront à la vérité se débarrasser en
quelque façon; mais les vaisseaux
lymphatiques se laisseront embarrasser par les concrétions lymphatiques : ce qui ne doit pas paroître
étonnant, puisque tous les vaisseaux nevro-lymphatiques du corps
font fort sujets à s'obstruer, quelque sains qu'ils soient. C'est pourquoi les ulcères vénériens se déssé-
chent au bout de quelque tems,
sans se guérir pour cela. Car quoique la circulation du sang se réta-

blisse en quelque maniere dans leurs environs, & que la grande inflammation se dissipe ; cependant le cours de la lymphe demeure très-embarrassé : de-là vient que l'ulcére ne se déterge point du tout, que les petits vaisseaux nevro-lymphatiques, qui font la principale matiére des chairs qui repoussent dans les playes, ne s'alongent pas comme il seroit à souhaiter, que les bords de l'ulcére demeurent durs, que les chairs ne végétent point, qu'elles ne suintent que peu ou point de pus, qu'elles ne s'étendent point, qu'elles sont calleuses & ne forment point de cicatrice. Mais s'il arrive que quelques vaisseaux sanguins qui sont à l'abri de la compression des vaisseaux nevro-lymphatiques, qui sont remplis d'un suc qui s'y est coagulé, & qui les a endurcis, végétent sous la forme de grains charnus ; ces grains pousseront iné-

galement , & ne feront point fermes ; parcequ'ils manqueront d'un
appui convenable , fçavoir , des
vaiffeaux nevro-lymphatiques qui
devroient les accompagner. Ainfi
les chairs poufferont à la vérité ,
mais elles feront flafques , humides , mal-propres , difperfées çà &
là , comme autant de petits monticules détachés les uns des autres , & incapables de former une
cicatrice folide. C'eftpourquoi dans
l'un & l'autre cas les ulcéres vénériens ne pourront pas d'eux-mêmes fe cicatrifer , mais ils s'empa-
reront opiniatrément d'une partie , ils la corrompront & la détruiront.

Mais comme les *Vérolés* font
expofés, de même que ceux qui ne
le font pas , à l'action de toutes les
caufes occafionnelles qui peuvent
produire des bleffures ; & qu'ainfi
pouvant être bleffés dans chaque
partie de leur corps , ils peuvent

y éprouver des suppurations fâcheuses ; il arrive cependant souvent que les suppurations véroli-
ques se forment comme d'elles-
mêmes, dans les parties lymphatiques principalement, ou dans d'autres de nature à peu près semblable. Il est vrai qu'alors la cause de
ces suppurations est intérieure :
car, comme nous l'avons déja dit,
les concrétions qui se rencontrent
dans le sang des Vérolés, coulent
librement à travers les vaisseaux
sanguins ; mais ils obstruent les
petits vaisseaux lymphatiques &
autres semblables, qui sont trop
petits pour leur livrer passage, &
ainsi donnent lieu à la rupture qui
s'en fait par la suite. Ces vaisseaux
lymphatiques engorgés compriment quelques-uns des petits vaiffeaux sanguins : ceux-ci s'engorgent à leur tour, & se rompent
enfin, & ainsi se forme la suppuration qui souvent est lente,

(*Voyez article 2. Proposition premiére*)
peu abondante , & opiniâtre ; ce
qui empêche la réparation de la
ſubſtance de la partie, & la forma-
·tion de la cicatrice , à cauſe de la
difficulté que les petits vaiſſeaux
nevro - lymphatiques obſtrués &
endurcis par les concrétions qu'ils
renferment, trouvent à s'étendre.

Quant aux ſuppurations ſubites,
promtes & abondantes , qui ſont
excitées par le virus vénérien ,
comme on l'obſerve dans les *go-
norrhées* & dans certains *bubons vénériens* , elles doivent être attribuées
à une infection promte & conſidérable de la maſſe du ſang , par
le moyen de laquelle certaines parties en particulier reçoivent une
ſi grande quantité de ces concrétions vénériennes, que les vaiſſeaux
ſanguins éprouvent tout-à-coup
une forte compreſſion de la part
des vaiſſeaux lymphatiques , ou
des vaiſſeaux ſecrétoires de la ſe-

R. iv

mence, ainsi subitement obstrués.
Par conséquent plusieurs de ces
vaisseaux sanguins étant trop distendus par le sang dont le mouvement est retardé, & qui bouillonne pour l'ordinaire dans ces sortes
de parties, se rompent sur le champ
avec plusieurs autres qui sont obstrués dès le commencement ; ce
qui fournira du pus en abondance,
& une cause vive & promte de la
suppuration.

Je croi que la couleur jaune,
verte, ou autre semblable, sous
laquelle paroît le pus des Vérolés, ne dépend que du mélange
des concrétions vénériennes dont
nous avons parlé.

X I V.

Dans une constitution de sang
Scrophuleuse, chacune de ses particules adhérent trop les unes aux
autres : mais c'est surtout dans les
particules mucilagineuses de la
lymphe que domine cette adhé-

rence ; enforte que ce fluide est
trop gluant & visqueux, pour que
cette mauvaise qualité puisse se
corriger aisément. Lors donc qu'il
arrivera par accident des suppurations dans des sujets scrophuleux, elles se feront pendant quelque tems assez bien , parceque
dans les commencemens la pulsation des vaisseaux sanguins est
assez forte , & que les liquides ne
sont point trop engagés dans les
petits vaisseaux ; mais les vaisseaux lymphatiques qui sont rompus, seront accablés peu de tems
après par la lymphe épaisse & visqueuse qu'ils renferment, (*surtout
si l'on n'a pas employé des secours effi-
caces pour aider la suppuration ,*) ils
s'engorgeront, & ne pourront qu'à
peine se débarrasser entiérement
de l'humeur qui les embarrasse.
De-là la difficulté que l'ulcére a
à se déterger ; de-là l'endurcisse-
ment de ses bords.

R v

Mais il arrive souvent dans les sujets *Ecrouelleux*, de même que dans les *Vérolés*, qu'il s'excite des suppurations par des causes internes, sans l'action d'aucune cause extérieure : car la lymphe qui est trop gluante & visqueuse, ne pouvant pas être divisée suffisamment par l'action des vaisseaux sanguins, pour pouvoir passer dans les plus petits vaisseaux lymphatiques, s'y arrête aisément, les obstrue, & les fait rompre. De plus, la distension qu'éprouvent les vaisseaux lymphatiques, comprime les sanguins, & y occasionne par la suite un engorgement & une rupture : d'où s'ensuit la suppuration, qui n'arrive cependant qu'à la longue ; parceque l'engorgement & la pulsation des vaisseaux ne se fait que peu à peu ; & qu'outre cela, les liqueurs renfermées dans les vaisseaux rompus, & qui doivent se changer en pus, sont épaisses,

viſqueuſes, & échappent à la pulſation des vaiſſeaux entiers. De-là
vient que les ſuppurations dans les
Scrophuleux ne ſe font pas comme
il faut, qu'elles durent long-tems,
qu'elles n'excitent preſqu'aucuns
fàcheux ſymptômes , & qu'elles
font comme cachées : de-là vient
enfin que cet épaiſſiſſement de la
lymphe produit l'endurciſſement
& la tumeur des lévres de l'ulcére , qu'il rend cet ulcére de lon-
gúe durée , & difficile à cicatriſer.

X V.

Dans la *fiévre* , le ſang & les
autres humeurs paſſent difficilement par les vaiſſeaux capillaires ;
& l'obſtacle qu'ils rencontrent, détermine, le premier principalement
à couler avec plus de rapidité par
les grands vaiſſeaux. Lors donc
que la ſuppuration ſera accompagnée de fiévre, les petits vaiſſeaux
de la partie diviſée s'engorgeront,
pluſieurs ſe rompront , pendant

R vj

que ces grands vaisseaux (pourvû
que l'embarras ne soit pas trop
grand) battront fortement : ainsi
la suppuration se fera avec vigueur,
& sera abondante, de languissante
qu'elle étoit quand elle a commencé à se faire. C'est ainsi que la fiévre survenant à des *bubons*, en produit quelquefois la suppuration, &
une suppuration plus abondante,
qu'elle ne l'auroit été sans fiévre :
c'est ainsi que des tumeurs *schirreu-*
ses, qui auparavant restoient dans
l'inaction, parviennent quelquefois
à suppurer : c'est ainsi que pour
l'ordinaire toutes les tumeurs *phleg-*
moneuses suppurent mieux lorsqu'il
s'allume une fiévre aigüe. Mais
lorsque l'embarras sera poussé à
l'excès, tous les vaisseaux seront
trop tendus, & succomberont sous
le poids des fluides qui les accablent; ainsi la suppuration sera sup-
primée. (*Voyez* article 4. *Proposition*
premiére.) C'est pourquoi la partie

qui doit fuppurer , fe defféchera
alors, étant trop tendue, gonflée,
& brûlante ; ou fi l'engorgement
qui produit la fiévre, eft fi confidérable, qu'il occafionne une dilacération totale du tiffu de la partie , cette partie tombera en gangréne. C'eft ce que l'on remarque
quelquefois dans les playes , lorfqu'il s'excite une fiévre violente,
de même que dans les petites Vé-
roles où la trop grande ardeur de
la fiévre excite une telle chaleur
dans les puftules & dans toute la
peau , que la fuppuration en eft
en quelque forte arrêtée , & même qu'il y a quelquefois menace
de gangrene.

Il feroit trop long d'entrer dans
le détail des autres conftitutions
de la maffe du fang. Celles que nous
avons rapportées , font les principales qui apportent des variétés
dans l'ouvrage de la fuppuration ;
& il ne fera pas difficile de déduire

de ce que nous avons dit jusqu'ici, comment les autres qualités du sang peuvent produire des variétés dans la suppuration.

Nous allons présentement éxaminer quelles sont les *anomalies* principales de la suppuration, qui sont occasionnées par le vice que les fluides & les solides ont contracté dans la partie même qui suppure ; soit que cette altération des fluides soit entretenue, & dépende de la masse totale des humeurs; soit qu'elle ait été produite seulement, ou principalement dans la partie même, par quelque cause que ce puisse être.

XVI.

Tout le monde convient que dans le *Phlegmon* le sang est épais, qu'il se raréfie, qu'il bouffe, qu'il parcoure avec difficulté les vaisseaux capillaires, qu'il les remplit extraordinairement : or ces vaisseaux ainsi dilatés sont fort ten-

dus , & battent avec beaucoup de
force. Ainſi , lorſque quelques-uns
d'eux ſe feront rompus , il arrivera une ſuppuration aſſez louable ; le pus ſera épais , bien mélangé , blanc , coulant abondamment :
enſuite après un eſpace de tems
ſuffiſant pour que l'ulcére ſe déterge , les chairs qui pouſſeront, ſeront
fermes ; puiſqu'elles ſeront formées
par l'allongement uniforme de
vaiſſeaux ſanguins & lymphatiques forts & robuſtes , unis & en-
trelaſſés enſemble , & d'où il ré-
ſultera une bonne & ſolide cicatrice.

XVII.

Le ſang n'eſt pas auſſi épais dans
l'*Eryſipéle* , mais il eſt plus bouillant. Il ne diſtend pas tant les vaiſſeaux capillaires ; mais ceux-ci ſont
fort irrités & tendus , non pas
tant par le volume du fluide qui
circule difficilement , que par le
contaƈt importun d'un ſang âcre &

bouillant. Ainsi, lorsque les vaisseaux se rompent, il y en a en même tems plusieurs qui se déchirent : d'où s'ensuivent des suppurations subites & inattendues, qui fournissent abondamment un pus très-fluide, quelquefois jaunâtre ; ce qui vient du mélange de quelques globules rouges du sang, qui n'ont pas été retenus suffisamment dans les vaisseaux rompus, à cause de leur ténuité, pour pouvoir être changés & détruits entiérement par la cause efficiente de la suppuration. Ces suppurations sont accompagnées d'une *chaleur* incommode, & souvent il se mêle à la liqueur purulente une sérosité âcre, brûlante, composée d'une lymphe trop atténuée par l'humeur âcre qui transpire de l'Erysipéle : ce qui la rend propre à s'écouler aisément de ses propres vaisseaux. Cette sérosité rend le pus encore plus coulant, & quelquefois corrosif.

C'eſtpourquoi l'ulcére ſe déterge
avec peine : car l'ardeur de la partie venant à diſſiper l'humeur tenue & fluide qui en découle, les
bords de l'ulcére ſe deſſéchent
quelquefois trop. Ainſi l'on doit
s'attendre au plutôt à voir paroître des chairs qui n'ont aucun ſoutien capable de former une cicatrice. Mais lorſque l'humeur ne ſe
diſſipe pas, ſoit parcequ'elle n'eſt
pas aſſez tenue, ſoit parceque la
chaleur n'eſt pas aſſez grande pour
en produire la diſſipation ; il y a
à craindre qu'il ne ſe forme des
chairs ſanieuſes & inégales, parcequ'elles ſont compoſées principalement de vaiſſeaux ſanguins,
privés de l'accompagnement &
du ſoutien des vaiſſeaux nevro-
lymphatiques qui ont été détruits
par une ſéroſité âcre, & par conſéquent faciles à déchirer, dégou-
tans de ſang, & pouſſant inégalement : ainſi la cicatrice ſe fera

difficilement. Non-seulement les
suppurations sont fâcheuses dans
les parties attaquées d'érysipéle ;
mais encore comme parmi un si
grand déchirement de vaisseaux
tendus outre mesure, qui arrive
dans le tissu de ces sortes de parties, le nombre de ceux qui sont
rompus, excéde de beaucoup
celui de ceux qui sont demeurés
entiers, ou comme ces derniers
sont trop distendus par un sang
fort boüillant, ou qu'ils sont spas-
modiquement contractés, & peu
propres à battre réguliérement :
alors les forces qui devroient produire la suppuration, manquent
tout-à-fait, (*Voyez art.* 3. 4. *&*
8. *& Corol.* 2. *Proposition premiére*)
& l'on ne doit attendre autre chose que la mortification de la partie. Mais auparavant, cette partie
est souillée par une espéce de sérosité jaunâtre qui distille des vaisseaux lymphatiques rompus, la-

quelle ne trouvant quelquefois point d'iſſûe , forme des véſicules ; ou ſi elle en trouve, s'échappe à leur faveur , & s'écoule à l'extérieur de la partie. Lorſque cette ſéroſité tenue & âcre eſt évaporée, il paroît des croutes brunes, obſcures , noirâtres ; la partie eſt recouverte d'une véritable *Eſcharre* , telle que ſi elle avoit été brûlée par un charbon : c'eſt ce qui fait auſſi que l'on l'a nommé alors *Charbon*.

XVIII.

Dans *l'Oedéme* , le ſang circule lentement par les vaiſſeaux capillaires ; il eſt épais, groſſier, & laiſſe échapper beaucoup de ſéroſités qui humectent les petits vaiſſeaux ſanguins , les relâchent , & rend leurs pulſations languiſſantes. Les vaiſſeaux lymphatiques ſont fort diſtendus par la ſéroſité qui ne peut pas couler librement dans les vaiſſeaux ſanguins , par leſquels elle cherche à retourner au cœur : le tiſſu de la partie nage, pour ainſi dire, parmi les eaux. C'eſt-pourquoi lorſque ces parties viendront à ſuppurer, ce qui arrive rarement ; comme la cauſe efficiente de la ſuppuration eſt languiſſante, à peine ſe formera-t-il du pus : mais plutôt les vaiſſeaux lymphatiques qui ſont rompus, laiſſeront ſuinter comme d'une ſource perpétuelle, une ſéroſité plus ou moins viſqueuſe ; ainſi la ſuppuration ſera longue. (*Voyez article 6. Propoſition premiére*). L'ulcére ſera long-tems humide, avec des bords mollaſſes, qui ſe gangréneront fort aiſément ; ſçavoir, pour peu que le cours du ſang ſe rallentiſſe encore tant ſoit peu dans leur tiſſu : ou même les vaiſſeaux mols & flaſques produiront des chairs molles & flaſques, fongueuſes, incapables de former aucune union & aucune cicatrice.

XIX.

Dans les parties qui font attaquées de *fchirre*, le fang circule à
la vérité fort lentement, mais il
circule : les vaiffeaux fe font ac-
coutumés peu à peu à ce rallentif-
fement du cours des humeurs, &
s'y font proportionnés par la foibleffe de leur pulfation. La lymphe pareillement & l'humeur propre à chaque partie en particulier
coule de même avec lenteur par
certains vaiffeaux ; & lorfque le
Schirre eft confirmé, il y en a d'autres à travers lefquels elle ne trouve aucun paffage, & dans lefquels
elle perd toutes les propriétés
d'un fluide, & devient dure &
compacte. Ces fortes de concrétions compriment en quelque forte les parois des autres vaiffeaux,
qui entretiennent dans la partie
un refte de vie, par le moyen de la
circulation du fang, de la lymphe
& de toute autre humeur propre

à la partie, qui se fait encore dans leur cavité. Et de même que l'inertie des liqueurs que ces vaisseaux renferment, affoiblit leur pulsation; de même aussi la compression dont nous venons de parler, retrécit leur cavité : ce qui intercepte une portion du fluide qui avoit coutume d'y passer, & l'oblige à se détourner à la longue dans les vaisseaux du voisinage qui sont plus libres ; ce qui est encore une des causes pour lesquelles il ne reste pas dans un schirre la moindre apparence de vie. Il n'est donc pas étonnant que, lorsque la suppuration arrive dans une partie schirreuse, elle s'y fasse si lentement ; & que le pus qui en sort, soit en si petite quantité, fort épais, rempli quelquefois de petits grains durs, qui ne sont autre chose que des concrétions lymphatiques indissolubles, anguleuses, qui sont sortis de quelques vaisseaux morts qui se sont

rompus ; puifque la caufe efficiente
de la fuppuration eft fi foible dans
ces fortes de parties. L'on ne doit
de même pas être furpris que les
bords d'un ulcére qui fe rencontre
dans une partie fchirreufe , foient
fecs & arides , fi les petits vaiffeaux
qui font comprimés , étant endurcis & toujours engorgés , font incapables de s'allonger ; que les
chairs ne végétent point ; que ces
fortes d'ulcéres demeurent fi long-
tems & fi obftinément ouverts ;
qu'ils ne foient point douloureux ;
qu'ils reftent toujours les mêmes ;
qu'ils foient , pour ainfi dire , fans
vie , plus femblables cependant à
une pierre qu'à un cadavre. Enfin ,
il n'eft pas étonnant que l'on puiffe vivre fi long-tems avec de pareils ulcéres , foit qu'ils occupent
la furface du corps , foit qu'ils
ayent leur fiége dans des parties
nobles.

XX.

Dans le *Cancer* le sang est épais, chargé de sels : il circule difficilement à travers les plus petits vaisseaux ; il les engorge, il les distend par son volume, il les irrite par son acreté, & il n'abandonne point la partie affectée pour se détourner dans le voisinage, comme il arrive dans le véritable Schirre. L'humeur lymphatique de son côté, ou toute autre semblable, telle qu'est la salive, le lait, s'arrête dans ces vaisseaux, s'y épaissit, devient salée, irrite les vaisseaux, les distend, conserve encore dans quelques-uns un mouvement de circulation, mais foible & languissant : dans le plus grand nombre elle est absolument sans mouvement, elle forme des concrétions dures & tophacées, incommodes aux vaisseaux du voisinage par leur dureté : car les vaisseaux sains qui sont fort tendus, & surtout les vaisseaux

sanguins

fanguins qui font dilatés, & à moitié enflammés frappent à chaque pulfation fur cette humeur épaiffie, & fe choquent contre elle, comme fur un caillou rude & inégal : ce qui occafionne des douleurs atroces. L'on voit par-là qu'on pourroit regarder le Cancer comme un fchirre enflammé & très-douloureux. Lors donc· qu'il fe rompra quelques vaiffeaux dans une partie conftituée, comme nous venons de le dire ; lorfqu'un Cancer viendra à fuppurer, le pus qui en fortira, fera vifqueux, & ne coulera qu'avec peine : il fera compofé principalement d'une lymphe épaiffe, falée, provenant des vaiffeaux obftrués, defquels elle fera exprimée lentement. Les lévres d'un Cancer ainfi ulceré feront gonflées, inégales, dures, tiffues pour la plus grande partie de vaiffeaux nevro-lymphatiques plus ou moins engorgés , & de quelques

S

autres tout-à-fait endurcis ; &
par conséquent elles ne pourront
s'allonger qu'inégalement. De plus,
ces différentes cavités des lèvres
de la playe n'étant débarrassées
que lentement du pus qu'elles contiennent, celui-ci se corrompra
par son séjour, & contractera une
odeur fort désagréable. Mais outre cela, quelques vaisseaux sanguins qui sont trop fortement, ou
depuis trop long-tems comprimés, engorgés, distendus, & qui
ont frappé à plusieurs reprises sur
des parties dures & inégales, se
rompront de tems à autre, & laisseront épancher un sang noirâtre,
qui se mêlant avec le pus, le colo-
rera de même. Il se fera quelquefois une hémorrhagie abondante,
si le vaisseau sanguin qui s'est ouvert, est une petite artére considérablement dilatée. Bien plus,
tout ce qu'il y a dans la partie, de
vaisseaux sanguins & nevro-lym-

phatiques, ayant reſté engorgés pendant un trop long tems, & étant continuellement agités par les fortes pulſations des vaiſſeaux du voiſinage, ſe déchireront à la fin entiérement; les concrétions tophacées qu'ils renfermoient, ſe ramolliront par le moyen des liqueurs qui s'épancheront aux environs; & une portion des lévres qui étoient endurcies, deviendra plus ſouple, de même qu'il arrive à un cadavre qui ſe pourrit. Ainſi les bords de l'ulcére ſe creuſeront inſenſiblement en différens endroits, les parties ſe détruiront peu à peu, & ſe convertiront en une ſanie abominable: l'on dit alors que le Cancer eſt dans toute ſa force, & qu'il ronge & s'étend au voiſinage; ce qui n'a point de fin, par rapport à la compreſſion & à l'engorgement que les vaiſſeaux qui ſont encore libres, ſouffrent continuellement de la part de ceux qui sont malades; compression qui s'augmente de jour en jour, qui produit de l'épaississement dans les liqueurs, & leur fait contracter de mauvaises qualités par le séjour qu'elles font obligées de faire. De-là vient que le Cancer va toujours en augmentant en volume & en pourriture. Voilà toutes les causes pour lesquelles les Cancers distillent non-seulement un pus épais & mal mélangé; mais encore fœtide, verdâtre, ou noirâtre, semblable à de la sanie, & quelquefois à la liqueur corrompue, dans laquelle se réduisent les cadavres en se pourrissant; avec cette différence que l'énormité des douleurs qui accompagnent cet écoulement, démontre bien clairement que la partie d'où il se fait, tient encore de bien près à d'autres qui sont vivantes. C'est la raison pour laquelle les bords de l'ulcère se maintiennent toujours durs, inégaux, sujets à se corrompre, conservant un caractére de pourriture & d'engorgement, & qu'ils croissent sous cette même forme, incapables par conséquent de produire de bonnes chairs, & de former une cicatrice ; & qu'ils ne donnent au contraire lieu d'espérer autre chose qu'une destruction continuelle & horrible à voir, des parties vivantes qui lui sont continues.

X X I.

De même que l'on doit regarder le *Cancer* comme un *schirre* qui suppure, & dont la suppuration est accompagnée de symptômes très-fâcheux ; de même il y a d'autres tumeurs schirreuses, qui étant dans leur naissance d'un bon caractére, se ramollissent insensiblement sans causer aucune douleur ni chaleur, & se fondent en une espéce de pus épais & visqueux : ce qui a fait donner à ces tumeurs

le nom de *tumeurs froides* ; tels font
l'*Athérome*, le *Stéatome*, le *Méliceris*, les *Loupes*, les *Ganglions*, les
Écrouelles. Les vaisseaux qui font
engorgés dans ces fortes de tumeurs, ne font pas tant des vaisseaux fanguins, que des vaisseaux
lymphatiques pour la plûpart, furtout fi la tumeur occupe des glandes. Ou ce font des vaisseaux graisfeux, ou de ceux qui forment les
glandes de *Clopton Havers*, ou même de petits conduits falivaires.
Ainsi, lorfque tous les vaisseaux
viendront à fe rompre dans ces
fortes de tumeurs, le nombre des
vaisseaux fanguins qui font rompus fera très-petit, aussi-bien que
celui de ceux qui font engorgés &
dans leur entier, & qui feroient
les feuls capables par leur battement de produire la fuppuration.
Ces battemens ne feront donc que
foibles & infuffifans ; pendant que
d'un autre côté la quantité des

vaisseaux d'une autre espéce, tant
entiers que rompus, sera considérable, & que ces vaisseaux seront
remplis de liqueurs épaisses, & peu
propres à être atténuées par les
pulsations des vaisseaux sanguins :
c'estpourquoi ce ne sera que lentement que les liqueurs seront exprimées des vaisseaux rompus ;
elles seront épaisses ces liqueurs,
plus ou moins insipides, grasses,
contenant plusieurs concrétions.
Outre cela, comme elles demeurent immobiles, & s'épaississent
dans leurs vaisseaux, elles seront
quelquefois semblables à de la
bouillie, quelquefois à du suif,
tantôt à du miel, tantôt à de la
glüe, d'autrefois à du syrop, &
différeront du pus, tant par leur
qualité, comme la seule inspection
le fait voir, que par leur origine; puisque le sang n'en constitue
point la matiére, & que les pulsations des vaisseaux sanguins n'ont

presque point contribué à leur formation. Il ne faut cependant pas
s'attendre à voir repousser des
chairs louables, aussitôt qu'une partie , telle que nous venons de la
décrire , aura été débarrassée de
ces sortes de liqueurs qui s'engor-
goient ; il faut encore que le *Kiste*,
comme on l'appelle , ou l'espéce de
bourse , plus ou moins épaisse , res-
semblante quelquefois à une membrane, dans laquelle étoient renfermées ces liqueurs, se sépare & se dé-
tache entiérement de la partie saine. Cette enveloppe n'est pas formée, comme on pourroit se l'imaginer , par la réunion des parties les
plus grossiéres de la liqueur qu'elle
renferme , qui se soient épaissies en
pellicules , semblables à celle qui se
forme sur de la bouillie qui réfroi-
dit. Elle ne doit pas non plus son
origine à la production de nouveaux vaisseaux , ou de nouvelles
fibres , mais à des vaisseaux qui

éxistoient déja dans la partie, lefquels font continus avec les vaiffeaux fanguins qui les environnent, & n'en font que des por-
tions diftendues & engorgées par
des liqueurs épaiffes, fans action,
& comme endurcies ; ce qui forme une interruption dans l'orga-
nifation de la partie faine, & empêche que les vaiffeaux ne puiffent s'allonger pour former de nouvelles chairs : mais auffitôt que le
Kifte aura été entiérement déta-
ché des parties faines, avec lefquelles il étoit continu ; il fe fera
une véritable fuppuration, & la
déterfion étant achevée, il pouffera
des chairs, & fe formera une cicatrice.

X X I I.

Dans la *Gangréne* il y a plufieurs vaiffeaux de morts. Lors
donc qu'une partie gangrenée
viendra à fuppurer, ce ne fera
d'abord que lentement, (*Voyez*

art. 3. Proposition premiére, & Corol. 2.) jusqu'à ce que tout ce qu'il y a de mort, & qui recouvre les parties vivantes, ou qui leur est entremêlé, en ait été séparé par la chûte de l'*Escharre*, ou emporté de quelque autre façon. Mais avant que cette séparation soit achevée entiérement, il y aura toujours quelques particules cadavéreuses qui se mêleront au pus : c'est pourquoi celui-ci sera fœtide dans les premiers jours ; mais il deviendra peu à peu plus épuré, à mesure que les chairs mortes tomberont ; & à la fin, l'ulcére ne différera point des ulcéres ordinaires, il produira de nouvelles chairs après s'être mondifié, & il se formera une cicatrice.

Tout ce que nous avons dit jusqu'ici des variétés de la suppuration, ne regarde que celles qui dépendent du vice des solides & des fluides dans la partie même qui

suppure, comme on l'observe dans
les principaux abcès. Il est aisé d'en
déduire , aussi-bien que de ce que
nous avons dit plus haut , quelles
sont les autres variétés principales
que l'on remarque dans les autres
tumeurs sujettes à suppurer. Mais la
suppuration diffère encore suivant
les différentes maniéres, dont les
parties ont souffert solution de
continuité. Nous allons en rechercher la cause.

XXIII.

Les playes faites par incision
répandent ordinairement du sang
en abondance : c'est pourquoi les
vaisseaux de la partie blessée se
vuident , & il ne survient point ou
presque point d'inflammation ; la
cause efficiente de la suppuration
est très-foible, ou manque tout-à-
fait ; & les matiéres propres à former le pus sont en très-petite quantité. Ainsi les chairs repoussent
promtement, sans qu'il ait précedé

auparavant , ou du moins qu'une légere suppuration ; & pourvû que l'on ait soin de maintenir rapprochées les lévres de la playe , elle ne tarde pas à se cicatriser.

XXIV.

Dans les playes faites par des instrumens pointus, il s'excite une inflammation considérable ; & les bords de ces sortes de playes sont quelquefois si gonflés , qu'ils ne permettent qu'à peine l'introduction de la sonde. Cela n'arrive ainsi que parceque la pointe de l'instrument n'ayant entamé que quelques vaisseaux & quelques fibres , l'épanchement des liqueurs a été peu abondant ; & que les fibrilles qui ont été coupées , se retirant sur elles-mêmes , tiraillent celles qui sont dans leur entier , & ausquelles elles sont jointes , & y excitent une sensation douloureuse ; ensorte que ces fibres trop tendues ne permettent pas

un libre paſſage aux humeurs : ce
qui fait que celles-ci s'accumulent
dans les lévres de la playe , & les
gonflent juſqu'au point que l'ouverture en eſt preſque entiérement
fermée. C'eſtpourquoi les parties
qui ont été bleſſées par des inſtrumens pointus , & qui ſont fort douloureuſes & enflammées , ſeront
long-tems ſans ſuppurer ; (*Voyez
art.* 4. *Propoſition premiére.*) & ſi
l'on n'y remédie promtement , il
ſurviendra une inflammation conſidérable , ſurtout ſi la playe eſt
pénétrante , & ſi le ſang épanché
ſéjourne dans la partie bleſſée.
D'où il arrivera une ſuppuration
abondante , ou même la gangréne , ſi les vaiſſeaux ſuccombent
ſous le poids & le volume du ſang.

X X V.

Dans les grandes contuſions , les
vaiſſeaux de la partie bleſſée ſont
pour la plûpart déchirés & confondus les uns avec les autres. Ainſi

ceux qui sont demeurés dans leur entier, en seront accablés, & il surviendra mortification; (*Voyez art. 3. & Corol. 2. Proposition premiére.*) ou bien, s'ils ont encore assez de vigueur pour battre fortement, la grande quantité de vaisseaux rompus fournira matiére à une abondante suppuration. Par conséquent l'ulcére sera long-tems à se mondifier, & il s'engendrera quelquefois des chairs molles & fongueuses, tant par rapport à l'affoiblissement qui sera survenu aux vaisseaux entiers, en conséquence des fortes pulsations qu'ils auront exercées pendant long-tems dans une pareille suppuration, que par rapport au relâchement qu'en auront produit les humeurs épanchées qui les environnoient; ce qui les aura rendu susceptibles de se laisser dilater au-delà des bornes ordinaires par les fluides qui y abordent, & de s'allonger sous la forme de grains charnus fort mols & sans soutien, & par conséquent retardera beaucoup la formation de la cicatrice.

XXVI.

Comme dans les brûlures des parties molles les vaisseaux ont été desséchés, déchirés & mêlés confusément avec les liqueurs qui se sont extravasées, l'on ne doit point attendre alors de suppuration. (*Voyez article* 3. *Proposition première.*) Les vaisseaux sains d'une partie où tout est ainsi confondu, sont comprimés & gênés de toutes parts; les liqueurs ne pouvant plus y circuler comme ci-devant, les engorgent: ils battent plus fortement que de coutume, ils font effort pour exciter la suppuration dans les vaisseaux rompus qui leur sont entremêlés, ils en expriment les liqueurs qui y sont renfermées, & cela en abondance; puisque le nombre des vaisseaux rompus est

fort considérable. Cette expulsion
des liqueurs croupissantes ébranle l'union qui se trouve entre l'*Es-*
charre & la partie saine, & la rompt
enfin entiérement ; ensorte que celle-ci paroît à découvert. Cependant le pus qu'elle fournit, est toujours mêlé pendant quelque tems
de quelques parcelles restantes de
l'*Escharre*, qui lui communiquent
une mauvaise odeur ; enfin la suppuration devient absolument louable, l'ulcére se déterge ensuite, &
se cicatrise. Mais si les vaisseaux
de la partie saine qui sont cachés
sous l'*Escharre*, sont foibles & délicats ; ou si l'*Escharre* est si grande
qu'elle les accable par son volume, ils s'engorgeront outre mesure : d'où s'ensuivra la *gangréne*, ou
du moins une suppuration lente,
foible, & cachée ; & l'ulcére se
détergera avec peine. Enfin, lorsque dans les brûlures les vaisseaux
entiers auront conservé encore

quelque reſſort, mais qu'ils auront été deſſéchés par l'impreſſion du corps brûlant ; il ſurviendra de fâcheuſes ſuppurations , accompagnées d'une ardeur conſidérable. (*Voyez article 7. Propoſition premiére.*)

XXVII.

Dans les parties qui ont été ſaiſies , & comme brûlées par un froid trop violent, ou les vaiſſeaux ſont rompus, ou ils ſont engorgés par des liqueurs qui s'y ſont coagulées. Ils ſont tout-à-fait privés de vie & de mouvement, & prêts à crever. Un repos mortel s'eſt emparé de ces parties ; par conſéquent elles ne ſuppureront point du tout, & ainſi elles ſe deſſécheront & tomberont ſous la forme d'une croute ; ou, ce qui arrive plus ſouvent , elles deviendront livides, & ſe changeront en une humeur corrompuë, ſemblable à celle que rendent des parties gangre-

nées, laquelle ramollira les parties
saines qui l'environnent ; ce qui,
joint avec l'épaississement qu'ont
déja contracté les liqueurs, en ral-
lentira encore le mouvement. De-
là le progrès de la gangréne, ou
du moins une suppuration languissante, & comme suffoquée ; de-là
la difficulté que l'ulcére a, à se déterger ; de-là la production de
chairs molles & fongueuses ; de-là
enfin la longueur de la cicatrice à
se former.

XXVIII.

Dans les playes faites par des
corrosifs, le délabrement qu'ont
souffert les vaisseaux, est considérable : c'est pourquoi s'il pénétre
fort avant, la partie tombera en
Escharre, ou s'en ira en pourriture,
si elle est trop humide ; & l'on remarquera alors tout ce que nous
avons dit dans l'article précédent.
Mais si le nombre des vaisseaux
déchirés n'est pas grand, & qu'il

en soit resté encore plusieurs dans
les intervalles de ceux qui sont
rompus, ou au dessous d'eux, qui
n'ayent point ressenti l'action du
corrosif, & qui battent assez fortement, la suppuration sera alors
très-abondante. Le pus qui coulera, sera mêlé de parcelles de
l'*Escharre*, ou de la liqueur putride
qui suinte de ces parties. Ainsi il
arrivera tout ce que nous avons
remarqué dans l'*article* 22.

XXIX.

Lorsqu'une partie qui est en
suppuration, est ouverte de toutes
parts, le pus peut en sortir tout
entier, à mesure qu'il est exprimé
des vaisseaux où il se forme ; &
alors l'ulcére se déterge aisément,
parceque le pus n'apporte par son
séjour aucun obstacle à la végétation des chairs, & à la formation
de la cicatrice.

XXX.

Lorsqu'il se fait une suppura-

tion cachée ; lorſqu'il ſe forme un
abcès , le pus qui ſort des vaiſſeaux rompus de la partie qui ſuppure , ne trouve pas d'iſſûe à l'extérieur ; mais il ſe ramaſſe & s'accumule dans le tiſſu de cette partie : car étant preſſé continuellement par la force même qui produit la ſuppuration , il s'inſinue
peu à peu dans les interſtices des
fibres , & détruit inſenſiblement
ces derniéres avec d'autant plus
de facilité , qu'y ayant pluſieurs
vaiſſeaux de rompus dans la partie
même qui ſuppure, les liens qui les
uniſſoient enſemble, ſont auſſi rompus ; par conſéquent le pus remplit par ſon volume cet eſpace qui
s'eſt ainſi formé , & gonfle la partie. De-là vient que lorſque la ſuppuration eſt achevée , & que les
violens ſymptômes qui l'annon-
çoient, ſe ſont calmés , il y a une
collection de pus renfermé dans
un eſpace fermé de toutes parts ,

& que la partie de dure, tendue,
enflammée & douloureuse qu'elle
étoit, devient molle & sans douleur. Le pus étant ainsi renfermé,
ou il reste tel sans trouver d'issûe,
ou il s'échappe par celles que l'art
ou la nature lui ouvre. L'art employe à cet effet, ou l'instrument
tranchant, ou les corrosifs. La nature dans cette occasion ne se sert
que de la force de contraction des
fibres, qui forment la base de la
tumeur ; lesquelles étant plus fortes, compriment le volume du pus,
& l'obligent de faire effort sur les
parois qui le renferment ; & qui
étant plus minces, sont forcées de
s'élever en pointe, jusqu'à ce qu'enfin la distension en soit poussée, au
point qu'elles crévent & qu'elles
s'ouvrent. Lorsque l'on a ainsi pratiqué une libre issûe au pus, & même souvent au sang épanché qui
lui est mêlé, l'on déterge l'ulcére ; les parois de la cavité de l'ab-

cès se rapprochent par leur mouvement naturel de contraction, les
chairs poussent ensuite, & la cicatrice se forme à la fin. Mais lorsqu'un abcès ne se vuide point, ni
par art, ni par nature, du pus qu'il
contient, il survient de fâcheux
accidens à la partie : car outre que
le pus en distend & en tiraille les
fibres par son volume, & qu'il les
maintient telles, ce qui empêche
la liberté du cours des liqueurs ;
ce même pus en croupissant, contracte de mauvaises qualités, il
devient âcre, & il irrite les parties
ausquelles il touche, les oblige de
se contracter, ce qui arrête les
fluides dans les vaisseaux sains.
C'est pourquoi l'inflammation qui
s'étoit appaisée, recommencera de
nouveau, & sera suivie d'une suppuration nouvelle qui sera fort incommode à la partie, & qui la
consommera & la détruira encore
davantage. Outre cela, lorsque le

pus qui eſt ramaſſé dans une partie, ne trouve pas une iſſûe libre,
il ſe pratique des routes dans les
interſtices de toutes ſortes de parties, ſurtout des muſcles, & il s'é-
tend au loin de côtés & d'autres,
La force qui le pouſſe alors, eſt la
même que celle qui fait crever un
abcès dans une partie qui réſiſte
moins ; ſçavoir, la force de con-
tractilité dans les fibres, qui pouſſe
continuellement le volume du pus
vers les endroits où la réſiſtance
eſt moindre; à peu près de même
que de la pâte que l'on preſſe dans
la main, s'échappe à travers les
intervalles des doigts. L'on peut
aiſément expliquer par ce mécha-
niſme comment ſe forme les *ſinus*,
les *clapiers*, & comment les abcès
crévent, ſans avoir recours à la
qualité corroſive du pus, qualité
qui ſouvent n'eſt qu'imaginaire.

XXXI.

Comme une *Vomique* n'eſt autre

chose qu'un abcès renfermé dans un *Kiste*, tout ce que nous avons dit au sujet de la collection du pus dans la subſtance d'une partie, pour former un abcès ſimple, doit ſe rapporter ici au sujet de l'origine de ce *Kiste*, qui renferme le pus des *Vomiques*. Il ne faut pas croire que ce ſoit une pellicule formée par une portion de pus qui s'eſt épaiſſie ; mais ce ſont les extrémités des vaiſſeaux nevro-lymphatiques qui ſont engorgés par un fluide épais, & qui ſe ſont en quelque ſorte endurcis, leſquels forment les parois même de l'abcès qui renferment le volume du pus, & qui ſont fort différens par leur conſiſtance de la ſubſtance de la partie. (*Voyez art.* 21.) De-là vient que le pus des *Vomiques* étant ainſi renfermé, ne ſe répand point de côtés & d'autres, & qu'il ne peut ſortir qu'après que le *Kiste* eſt rompu. L'on ne doit cependant

regarder

regarder la partie comme déter-
gée & propre à se cicatriser , que
lorsque le pus en est sorti : car le
tissu des extrémités des vaisseaux
nevro-lymphatiques qui sont obstrués & endurcis, desquelles nous
avons dit qu'étoit composé le *Kiste* , ne peut pas s'allonger sous la
forme de chairs. C'estpourquoi les
autres vaisseaux qui sont en bon
état & qui battent fortement ,
aussi-bien que les fibres qui forment le tissu de la partie, venant à
se contracter , ébranleront , déta-
cheront par parcelles , & feront
enfin sortir tout-à-fait le *Kiste* ,
qui n'est plus que comme une croute sans action, & que le volume du
pus ne soutient plus. Les vaisseaux
sains & entiers étant ainsi libres
& débarrassés, il se fera une louable & légere suppuration, les chairs
pousseront comme il faut , & la
partie se consolidera.

T

XXXII.

Lorsqu'il y a des *sinus* dans un ulcére, il arrive souvent que le pus ne sort pas de cet ulcére dans la même proportion qu'il est exprimé de la cavité des vaisseaux rompus ; soit parceque l'ouverture des *sinus* est trop étroite, soit parcequ'elle n'est pas placée en pente. Ainsi, l'on voit paroître alors tous les accidens que nous avons dit survenir, lorsqu'un abcès trouve des obstacles à se débarrasser du pus qu'il renferme : sçavoir, de nouvelles suppurations, & la formation de nouveaux *sinus* ; accidens qui sont fort incommodes pour le malade, & qui causent beaucoup d'embarras au Méde-cin. Il faut cependant avouer que comme le pus trouve toujours à s'échapper en quelque sorte de dedans les *sinus* des ulcéres, son séjour n'est pas si dangereux pour la partie qui suppure, que lorsqu'il

n'a aucune issûe , & qu'il est entiérement renfermé dans un abcès. De plus, lorsque la cavité d'un
sinus ne peut pas se dégorger de
tout le pus qu'elle contient, & que
celui-ci y séjourne trop long-tems;
ce pus ainsi appliqué à la surface
interne du *sinus*, & n'étant plus
agité par les pulsations des vaisseaux, s'épaissit par son séjour,
bouche insensiblement les orifices des canaux qui suintent de
quoi fournir à son entretien. Les
vaisseaux rompus cessent donc de
répandre de la matiére purulente:
celle-ci s'épaissit dans leur cavité ;
le tissu des vaisseaux lymphatiques
qui s'étend jusqu'à la surface de
l'ulcére, se trouve comprimé, s'engorge peu à peu, s'endurcit, laisse
à peine échapper ce qu'il faut de
liqueurs pour humecter l'intérieur
du *sinus* : il se forme une *fistule*
dont les parois dures & calleuses ne
permettent pas d'attendre aucune

végétation de chairs , & encore
moins une cicatrice.

Il nous reste à éxaminer en dernier lieu quelles font les variétés
qu'apportent dans les suppurations les fautes que l'on commet
dans leur traitement. Ces fautes
font fans difficulté en trop grand
nombre , pour que l'on puisse les
expliquer éxactement & en détail
dans cet Essai. Il feroit plus à propos d'en renvoyer l'énumération
à un Traité de la méthode de guérir les suppurations , afin que l'on
fe donnât de garde d'y tomber.
Nous avons cependant déja fait
mention de quelques-unes ; fçavoir , *dans l'article* 1. *de la Proposition première* , où nous avons remarqué que les *Résolutifs* appliqués mal-
à-propos faifoient obstacle à la
suppuration. Dans les *articles* 4. 7.
& 8. *de la même Proposition* , nous
avons expliqué pourquoi les *topiques trop actifs & trop chauds* , com-

me *les véficatoires, les cauftiques, les remédes âcres & fpiritueux,* & autres femblables, empêchoient & retardoient la fuppuration. *Dans l'article* 9. nous avons donné la raifon pour laquelle un appareil qui comprime trop les parties qui font en fuppuration, les empêche tout-à-fait de fuppurer, ou rend leur fuppuration languiffante. *Dans l'article* 1 0. nous avons indiqué pourquoi les *Répercuffifs, certains poifons, l'air froid* arrêtoient la fuppuration. Dans tous ces articles nous avons rapporté les mauvaifes méthodes de panfer les parties qui fuppurent, & comment ces méthodes s'oppofoient à la fuppuration. Il eft à propos préfentement d'en éxaminer quelques-unes feulement, qui ne fe remarquent que trop fouvent dans la pratique journaliére, & qui apportent de grands changemens dans l'ouvrage de la fuppuration, furtout par rapport

à la mondification des parties, &
à la génération des chairs, & qui
même y sont absolument contraires.

XXXIII.

Lorsque l'on n'a pas soin de tenir propre une partie qui suppure,
le pus demeure trop long-tems appliqué & comme collé à sa surface;
il s'épaissit, & souvent se trouvent
mêlés avec lui des particules des
médicamens que l'on a appliqués
sur l'ulcére, qui s'épaississent aussi.
Ces immondices (s'il est permis
de parler ainsi) bouchent les orifices des vaisseaux rompus, le pus
s'arrête dans ces vaisseaux & s'y
endurcit peu à peu ; ce qui rend
les bords de l'ulcére calleux , ou
y produit subitement des inflammations qui deviennent fort incommodes pour la partie , & qui
desséchent l'ulcére, ou excitent au
contraire une nouvelle & énorme
suppuration. (*Voyez art.* 1 5.)

XXXIV.

S'il y a des ulcéres qui demeurent fales & mal-propres par la faute de celui qui les panfe, foit parceque le Chirurgien ne les déterge pas affez fouvent, foit parcequ'il n'a pas foin de changer les Onguents & les autres topiques à chaque panfement, foit parcequ'il charge la furface de l'ulcére avec des *Cérats* ou des Emplâtres qui s'oppofent par leur contact trop immédiat à ce que le pus ne puiffe les pénétrer, & être totalement emporté ; il y a d'un autre côté des Chirurgiens dont l'excès de propreté devient plus nuifible aux playes qu'il ne leur eft utile. Car comme ils lavent continuellement les ulcéres avec des *Eaux minérales*, du *vin*, des *décoctions médicamenteufes*, & qu'ils les effuient à chaque inftant avec de la charpie, ce que les uns font légerement ; d'autres en frottant pour mieux nétoyer, & plus éxactement la ſurface de l'ulcére, il arrive de-là qu'ils lavent non-ſeulement & emportent le pus par ces lotions réiterées, mais encore qu'ils ramolliſſent les vaiſſeaux encore tendres qui ſont placés à la ſuperficie de l'ulcére ; & par cette méthode ils affoibliſſent la cauſe efficiente de la ſuppuration, & empêchent que les vaiſſeaux rompus ne ſe dégorgent comme il faut du pus qu'ils contiennent. De plus, ces ſortes de lotions relâchent trop le tiſſu de la partie, & donnent lieu enſuite à la production de chairs molles, ſpongieuſes, difficiles à conſumer. Quant à ceux qui eſſuient l'ulcére trop ſouvent, ils enlévent à la vérité par-là le pus, mais ils emportent en même tems l'humeur qui ſuinte des extrémités des vaiſſeaux, & qui leur communique cette ductilité ſi néceſſaire pour entretenir les pulsations qui doivent produire la mondification de l'ulcére, & la fléxibilité dont ils ont besoin pour former de nouvelles chairs. Ceux enfin qui nétoient les ulcéres avec de gros linges, en les frottant rudement, emportent avec le pus les chairs qui végétent & qui sont encore tendres ; ils déchirent impitoyablement les petits vaisseaux qui commencent à s'allonger , ils ensanglantent l'ulcére, ignorans qu'ils sont que la matiére mollasse qui tapisse la surface de l'ulcére , n'est autre chose que de petits vaisseaux extrémement tendres & délicats , & non point du pus comme ils se l'imaginent : & ainsi ils apportent bien du soin à détruire l'ouvrage de la Nature , chaque fois qu'elle a réparé le désordre qu'ils avoient fait. A la fin, les vaisseaux étant si souvent déchirés , secoués & changés de place , il

T v

s'en fait une confusion : le sang & la lymphe circulent difficile-ment , & s'accumulent dans les vaisseaux qui sont mols, flasques, & à demi brûlés ; & ensuite l'on voit croître promtement des chairs fongueuses , remplies de fluides grossiers & mal-propres. L'on diroit que les trop fortes & fré-quentes détersions ne servent qu'à rendre l'ulcére plus mal-propre, bien-loin de le nétoyer. Mais si la trop forte compression ou con-tusion des petits vaisseaux nevro-lymphatiques rend la lymphe en-core plus épaisse, le tissu de la par-tie s'endurcit enfin ; de-là la *cal-losité* des bords de l'ulcére. De même que le travail journalier endurcit les parties recouvertes de tégumens ; de même aussi les chairs d'un ulcére deviennent cal-leuses , pour être nétoyées trop souvent ou trop fortement.

XXXV.

Lorſque l'on panſe fréquemment les parties qui ſuppurent, on les expoſe autant de fois au contact de l'air extérieur qui leur eſt fort nuiſible , non pas par les ſels qu'il contient , mais uniquement par le différent dégré de température qu'il y apporte. (*Voyez article* 10. *Propoſition premiére.*) Car quoique l'on approche du feu auprès de la partie que l'on panſe pour corriger l'intempérie de l'air, il n'eſt cependant guéres poſſible d'en défendre la partie ; de maniére que ſa chaleur naturelle n'en ſoit quelque peu alterée , ou changée , ou du moins ſans que les exhalaiſons inſenſibles qui entretiennent la fluidité dans les liqueurs de la partie qui ſuppure, ne ſe diſſipent. Cette altération telle quelle ſoit , retardant le cours

T vj

des humeurs, tant dans les vaisseaux rompus de la partie qui suppurent, que dans ceux qui font entiers, l'ouvrage de la suppuration en fouffre confidérablement, & en devient d'une durée beaucoup plus longue.

FIN.

TABLE DES SOMMAIRES
Contenus dans ce Volume.

Fin de la Table des Sommaires.

TABLE
DES MATIERES
Contenues dans ce Livre.

A.

du

V

V iij

Fin de la Table.

PRIVILEGE DU ROI.

LOUIS, par la grace de Dieu , Roi de France
& de Navarre : à nos amés & féaux Conſeil-
lers , les Gens tenant nos Cours de Parlement ,
Maîtres des Requêtes ordinaires de notre Hôtel ,
Grand'Conſeil , Prévôt de Paris , Baillifs , Séné-
chaux , leurs Lieutenans Civils , & autres nos Juſti-
ciers qu'il appartiendra : SALUT. Notre bien amé
JEAN HERISSANT , Libraire de la Ville de Paris ,
Nous ayant fait remontrer qu'il ſouhaiteroit faire
imprimer & donner au Public un Livre , qui a pour
titre *Obſervations de Chirurgie , par feu M. Chirac ,*
&c. s'il nous plaiſoit lui accorder nos Lettres de
Privilége pour ce néceſſaires ; offrant à cet effet de
le faire imprimer en bon papier & beaux caraſtéres , conformément à la feuillé imprimée , attachée
pour modéle ſous le contre - ſcel des Préſentes.
A CES CAUSES , voulant favorablement traiter
l'Expoſant , Nous lui avons permis & permettons
par ces Préſentes de faire imprimer le Livre ci-
deſſus ſpécifié en un ou pluſieurs volumes , con-
jointement ou ſéparément , & autant de fois que bon
lui ſemblera ſur papier & avec des caraſtéres con-
formes à ladite feuille imprimée & attachée ſous
notredit contre-ſcel , & le faire vendre & débiter
par tout notre Royaume pendant le tems de *neuf*
années conſécutives , à compter du jour de la date deſ-
dites Préſentes. Faiſons défenſes à toutes ſortes de perſonnes, de quelque qualité & condition qu'elles ſoient,
d'en introduire d'impreſſion étrangére dans aucun

Sergent , de faire pour l'éxécution d'icelles tous
actes requis & néceffaires , fans demander autre per-
miffion. Et nonobftant Clameur de Haro , Charte
Normande , & Lettres à ce contraires : Car tel eft
notre plaifir. Donné à Paris le dix neuviéme jour
du mois de Janvier , l'an de grace mil fept cent
quarante deux , & de notre Regne le vingt-feptiéme.
Par le Roi en fon Confeil.

SAINSON.

*Regiftré fur le Regiftre X. de la Chambre Royale des
Libraires & Imprimeurs te Paris , N. 589. fol. 578.
conformément aux anciens Réglemens , confirmés par
celui du 28. Février 1723. A Paris le 19. Février 1742.*

Signé , SAUGRAIN , *Syndic.*

Faute à corriger.

PAg. 102. & fuivantes , au haut des pages ,
Cure générale des Playes. Lifez , *Du traitement des Playes en général.*

De l'Imprimerie de CL. J. B. HERISSANT.

lieu de notre obéissance ; comme aussi à tous Libraires, Imprimeurs & autres , d'imprimer, faire imprimer , vendre , faire vendre , ni contrefaire ledit
Livre , ni d'en faire aucun extrait sous quelque prétexte que ce soit , d'augmentation , correction ,
changement de Titre ou autres , sans la permission
expresse & par écrit dudit Exposant , ou de ceux qui
auront droit de lui ; à peine de confiscation des
Exemplaires contrefaits , & de trois mille livres
d'amende contre chacun des contrevenans , dont
un tiers à Nous, un tiers à l'Hôtel-Dieu de Paris,
l'autre tiers audit Exposant , & de tous dépens ,
dommages & interêts : à la charge que ces Présentes seront enregistrées tout-au-long sur le Regis-
tre de la Communauté des Libraires & Imprimeurs
de Paris, dans trois mois de la date d'icelles ; que
l'impression dudit Livre sera faite dans notre Royaume , & non ailleurs ; que l'Impétrant se confor-
mera en tout aux Réglemens de la Librairie , & no-
tamment à celui du 10. Avril 1725. & qu'avant
de l'exposer en vente , le Manuscrit ou Imprimé
qui aura servi de copie à l'impression dudit Livre,
sera remis dans le même état où l'approbation y
aura été donnée ès mains de notre très-cher & féal
Chevalier, le Sieur D A G U E S S E A U, Chancelier
de France , Commandeur de nos Ordres, & qu'il en
sera ensuite remis deux Exemplaires dans notre
Bibliothéque publique ; un dans celle de notre Châ-
teau du Louvre , & un dans celle de notredit très-
cher & féal Chevalier, le Sieur D A G U E S S E A U,
Chancelier de France , Commandeur de nos Ordres : le tout à peine de nullité des Présentes. Du
contenu desquelles vous mandons & enjoignons faire jouir ledit Exposant, ou ses ayans cause , pleine-
ment & paisiblement , sans souffrir qu'il leur soit
fait aucun trouble ou empéchement. VOULONS que
la copie desdites Présentes, qui sera imprimée tout-
au-long au commencement ou à la fin dudit Livre,
soit tenue pour dûement signifiée ; & qu'aux copies
collationnées par l'un de nos amés & féaux Conseil-
lers & Secrétaires , foi soit ajoutée comme à l'origi-
nal. Commandons au premier notre Huissier ou